減鹽
→P18～19
據說減少1g的食鹽攝取量，就能降低1mmHg的血壓。

高湯裡含有大量的鮮味成分，所以就算控制鹽分也能充分凸顯美味。

鉀
→P30～31
鉀擁有能夠讓腎臟排出多餘鹽分(鈉)、使血壓下降的作用。

鎂
→P32～33
鎂能夠發揮出和「鈣離子通道阻斷劑」這種降血壓藥相同的作用。

鈣
→P34～35
鈣不足的話，體內的鈉(鹽分)含量就會增加，導致血壓上升。希望每天至少要攝取600mg。

醋・牛奶・茶飲
→P58～61、P64
【醋】能夠抑制讓血壓上升物質的運作。【牛奶】之中的優質蛋白質可以降血壓。【茶飲】裡面能抑制血壓上升的成分也很豐富。

納豆・裙帶菜
→P52～55
【納豆】是溶解血栓的代名詞。【裙帶菜】的胜肽可以擊退高血壓。

牛磺酸
→P36～37
牛磺酸可以在抑制血壓上升和膽固醇吸收等方面發揮功效。

蘋果・番茄
→P44～47
含有能夠阻斷高血壓原因的鉀，【蘋果】就是天然的降血壓藥。【番茄】的茄紅素能疏通血液、預防高血壓。

伸展操
→P75
如果是容易冰冷、容易疲倦的陰性體質的高血壓，能讓血液集中到下半身的【伸展操】很有效。

搓揉指尖
→P79
光是用【搓揉指尖】來刺激手指尖端，就對改善高血壓有所幫助。

EPA・DHA
→P38～39
讓血液不易變稠，可預防心肌梗塞或腦梗塞等血栓症狀。

讓血壓下降的英雄

健走
→P73～74
只靠走路就能讓心肺機能更有活力，促進血液循環、達到降血壓的效果。

VS

活用擁有降血壓效果的英雄，
去驅逐帶有讓血壓升高作用的壞蛋吧。

讓血壓上升的壞蛋

過度攝取鹽分
→P7

飲食
過量・過胖
→P7

吸菸
→P7

壓力
→P7

鉀或鈣
攝取不足
→P7

過度飲酒
→P7

運動不足
→P7

『改善高血壓問題 靠自己』目次

第1章 〈高血壓是什麼〉為什麼高血壓被認為是很危險的疾病？一起來正確地認識血壓吧 3

第2章 〈飲食〉匯集真的能讓血壓下降的飲食和外食的知識與技巧 18

第3章 〈降血壓的食物〉有效攝取降血壓食品的知識與技巧 40

第4章 〈日常生活〉在日常生活中不知不覺地讓血壓下降的知識與技巧 65

第5章 〈運動、穴道、按摩〉能夠輕鬆降血壓的簡單運動以及穴道、按摩的知識與技巧 73

★本書是將『不靠藥物就能順利降血壓』（暫譯，2015年主婦之友社出版）加入新的資訊後再次編輯而成。

★本書食譜的營養價值是1人份的數值。
★本書介紹內容的效果展現會因人而異。採用這些方法時，如果出現過敏或異常反應，還請立刻中止。
★參考本書內容實際進行時(特別是正在接受治療的朋友)，請務必和主治醫師謹慎討論。

第1章

〈高血壓是什麼〉

為什麼高血壓被認為是很危險的疾病？一起來正確地認識血壓吧

給健檢時被告知「血壓偏高」的你，其實日本人有4300萬的高血壓人口

全世界的高血壓患者超過10億人。每3個人裡面就有1個是高血壓

正在閱讀這本書的各位，應該有不少人在企業或自治體每年舉辦的定期健康檢查等場合被診斷為「血壓偏高」。

在醫院的診間量血壓的時候，若是超過140／90㎜Hg以上的話就會被診斷為高血壓，但是和你同樣都是高血壓的人，到底有多少呢？

根據世界衛生組織（WHO）的調查，25歲以上被診斷出高血壓的人，在2008年，全世界就超過了10億人。這就代表全世界25歲以上的人，每3個人之中就有1人是高血壓。這是個非常驚人的數字。

那麼，日本的情況又是如何呢？平成22年（2010），日本的高血壓患者推算約攀升到4300萬人。

根據「平成23年國民健康・營養調查」，如同第4頁下方的圖表所示，收縮（最高）壓超過140㎜Hg以上的人，其比例是男性36・9％、女性27・4％，與前一年相比幾乎沒有改變。

也就是說，每3個日本人之中就有1個是高血壓。

每2個高血壓患者裡頭就有1個人未接受治療

事實上，在攀升到4300萬人的日本高血壓患者之中，有接受治療的比例，60多歲的男性女性為50％、70多歲的男性女性為60％。每2個人裡頭就有1人沒有接受治療。

而且，在接受治療的人之中，能夠確實控制血壓的人，男性約有30％、女性約有40％。

意思就是，雖然已經高血壓了，但能

夠正確控制的人意外的少。
希望大家不要有「隨著年紀增長，血壓就會無可奈何地跟著上升。這是理所當然的事情」之類的想法。請各位謹記在心，確實控制血壓的數值是很重要的。

（新 啓一郎）

★關於高血壓的判定標準，日本與臺灣在數值上有所差異，請參照本頁下方補充說明。

140/90mmHg以上就會被診斷為高血壓

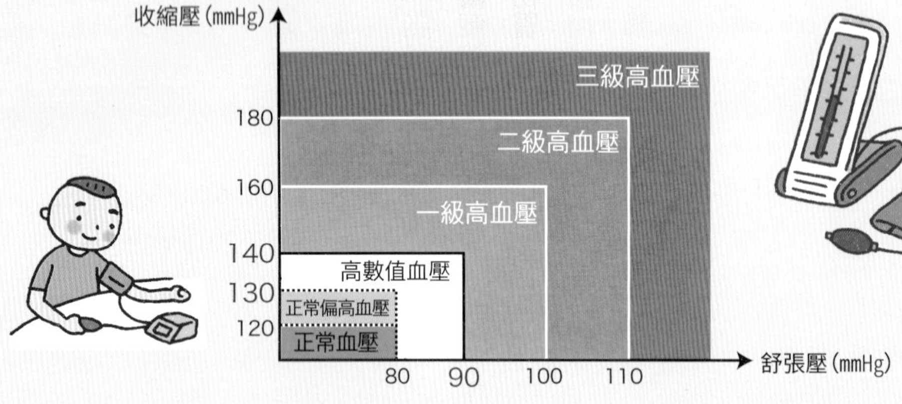

節錄自日本高血壓協會『高血壓治療指南2019』

日本的高血壓患者約有4300萬人

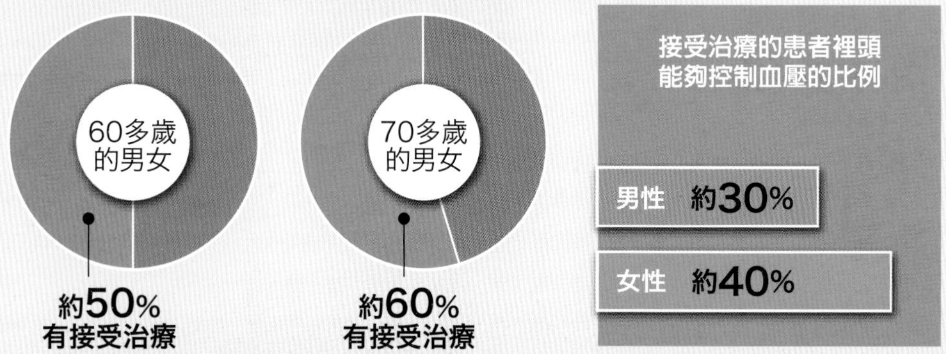

目前日本的高血壓患者推測約有4300萬人。在這之中，60多歲的男女有接受治療的比例約有50%、70多歲的男女約有60%。至於確實控制血壓的，男性約30%、女性約40%。也就是說，在高血壓患者之中能夠好好控制血壓的人意外地稀罕。

節錄自日本高血壓協會『高血壓治療指南2014』

收縮（最高）壓超過140mmHg以上的比例（15歲以上）（平成15年～23年）

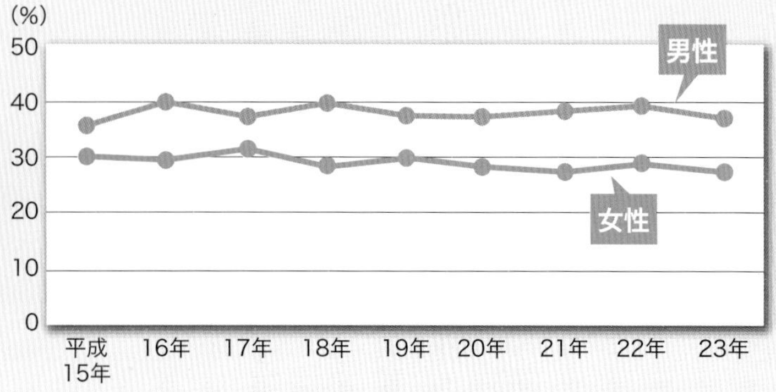

平成23年（2011），收縮（最高）壓超過140mmHg以上的比例，男性為36.9%、女性為27.4%，與前一年相比，男女都沒有什麼變化。

節錄自厚生勞動省『平成23年國民健康・營養調查結果之概要』

［重點補充］根據臺灣高血壓學會及心臟學會發布之「2022 年臺灣高血壓治療指引」，其中包括兩大重點更新：高血壓標準已下修至「130/80mmHg」，並建議採用「居家血壓」取代門診測量血壓。截至 2024 年初，日本高血壓協會基於其考量，仍維持書中所示數值，本書繁體中文版予以保留以供參考，但建議讀者參照臺灣頒布之數值標準與醫師的診斷建議。

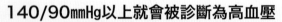

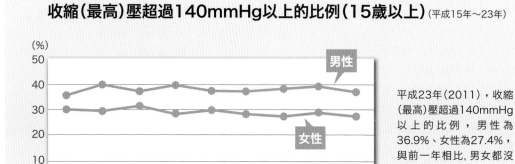

所謂的血壓是為了什麼而存在的？

血壓就是施加於血管壁的血液壓力

在我們的血液中，溶有氧氣、營養素、荷爾蒙等可讓我們的身體正常運作的必要物質。

為了讓血液送達身體的每個角落，血管會從心臟開始遍布到手和腳的各個地方。

然而，因為重力的關係，液體存在從高處流向低處的性質。雖然要從心臟流到雙腳是很簡單的，但是要流到頭部這類比心臟位置還要高的部位，那就比較困難了。

而且，無論是身體的哪個部分、無論是什麼樣的姿勢，都要輸送一定分量的血液，因此心臟會一直施加壓力，把血液推送出去。這就是所謂的血壓。

心臟收縮時的血壓是高壓，鬆弛時的血壓是低壓

心臟一收縮，就會從左心室將血液送往整個身體，血管也會因為流過的血液而擴張。

在這個時候，血液對血管壁帶來的壓力當然就會變高。這就是所謂的收縮壓（也被稱為高壓）。

收縮後的心臟，接下來又會開始鬆弛。這個時候，靜脈血液會像是被吸進去那樣流進右心房。

因為較高的壓力而擴張的血管，接著會因為反作用而恢復原狀，所以對血管造成的壓力就變得比較低。這個就被稱為舒張壓（也被稱為低壓）。

收縮壓和舒張壓，一般也被稱為「上壓」和「下壓」，會像「135／85mmHg」這樣顯示出大小兩個數值。

血壓是以血液的量和血液流動的順暢度來決定的

血壓可經由2個要素來得出。第1個要素是從心臟送出的血液總量（心輸出量）、第2個是末梢血管的血液流動順暢度（末梢血管阻力）。這兩者只要其中之一的數值較高，血壓就會上升。

（新 啓一郎）

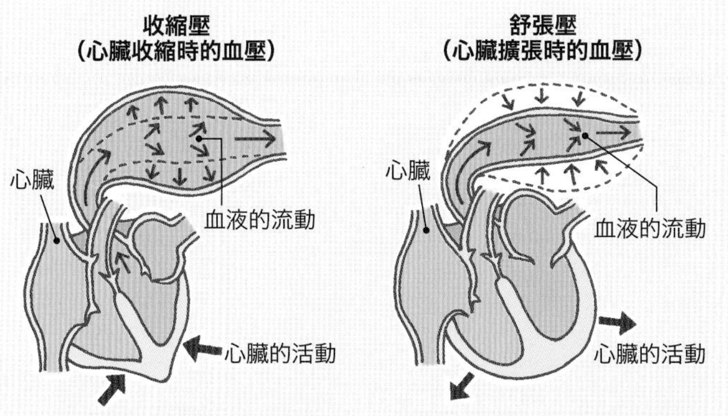

經由靜脈讓全身的血液回流後，心臟就會收縮、讓血液再透過動脈輸出。這個時候，施加於動脈血管壁的壓力就是收縮壓。因為此時的數值是最高的，所以被稱為高壓。

收縮之後，心臟的肌肉會鬆弛並擴張，暫留在動脈的血液會稍微流動，這個時候施加於血管壁的壓力就是舒張壓。因為此時的數值是最低的，所以被稱為低壓。

你知道血壓在一天之內會出現大幅度的變動嗎？

睜開眼睛後，血壓會在度過白天時升高，睡覺時則會變低

血壓並不會在早上、中午、晚上都總是維持在一定的數值。像是奔跑的時候、感到緊張的時候，血壓就會上升。當你感到舒適、放鬆的時候，血壓也會跟著下降。

在一天之內，血壓是會持續變動的。一般來說，因為睡覺時主要是能讓血壓降低的副交感神經在工作，至於能讓血壓升高的交感神經運作較弱，所以血壓會大幅地降低。

另一方面，從早上睜開眼睛開始展開一天的生活，運作就轉為會讓血壓上升的交感神經為主，因此血壓會持續維持在較高的狀態。

接下來，入夜以後，又再次轉為以副交感神經為主的運作，於是血壓也逐漸地變低。最後人們進入睡眠狀態，血壓又會大幅地下降。

會讓血壓升高的日常生活行動

血壓會被當事人的行動與周遭的環境給大幅地左右。

在我們的日常生活中，會促使血壓升高的時機大致上如下所述。

起床……起床後要讓身體活動，因此交感神經開始工作，血壓因而上升。

進食……血壓會在進食的過程中上升，用餐完畢就會下降。

壓力……開會或討論協商、與人互動等，都會對自己施加緊張和壓力，讓血壓因此升高。

入浴……洗熱水澡、浴室和浴缸中的水溫度差異較大的場合，血壓的變動也會隨之變大。

排便……排便時屏息使力，血壓就會迅速升高，但排便後血壓就會降低。

吸菸……香菸會促使血壓上升。

性行為……根據場合，會暫時讓血壓升高。

相反的，躺下來休息，或者是做個深呼吸，就能讓血壓下降。

如果是平時就血壓偏高的人，日常生活中的血壓升高就可能成為導致心肌梗塞或中風的關鍵要因，請大家務必留意。

（新 啓一郎）

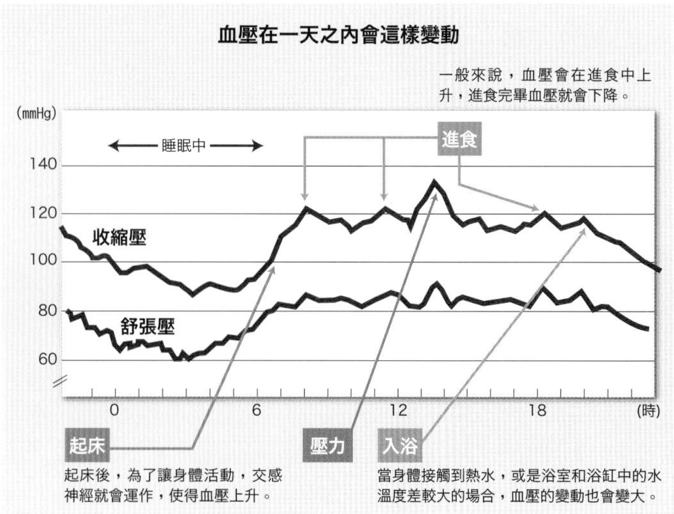
血壓在一天之內會這樣變動
一般來說，血壓會在進食中上升，進食完畢血壓就會下降。
(mmHg)
睡眠中
進食
140
120
100
80
60
收縮壓
舒張壓
0
6
12
18
(時)
起床
壓力
入浴
起床後，為了讓身體活動，交感神經就會運作，使得血壓上升。
當身體接觸到熱水，或是浴室和浴缸中的水溫度差較大的場合，血壓的變動也會變大。

血壓為什麼會變高？原因是什麼呢？

原發性高血壓占了高血壓整體的約9成

在高血壓之中，因為罹患原因顯著的疾病所引發的類型，就稱為次發性高血壓（請參考第8頁）。相較於此，若是無法確定原因所在的疾病，這種類型就稱為原發性高血壓，日本的高血壓患者有超過90%都屬於這一型。

在現今的時間點，人們已經了解原發性高血壓的病發可能和多種基因有關。

舉例來說，人們發現了被認為與腎臟中的鈉再吸收過程相關的基因，這個基因的異常似乎也跟高血壓病發有所關聯。此外，高血壓代表性的併發症・腦中風也被認為和基因有關。並不是所有罹患高血壓的人都會引發腦中風，而是研判擁有腦中風基因的人得了高血壓以後就可能發病。

作為一種假設，人們判斷對調節血壓至關重要的大腦、中樞神經系統、腎臟、心血管系統、內分泌系統、血管的平滑肌細胞膜等器官的異常或許存在遺傳方面的因素。原發性高血壓的50%，也被認為是這類遺傳方面的因素所造成的。

只不過，也並非代表只要擁有相關遺傳因素，無論是誰都可能罹患高血壓。還要再加上當事人的生活習慣，才會促使高血壓的發生。

遺傳性因素再加上生活習慣而導致發病

據說父母的高血壓問題遺傳給孩子的比例，大概就如下所示。

父母都沒有高血壓的場合……每10～12個小孩之中會出現1個擁有高血壓因素。

父母之一有高血壓的場合……每3個小孩之中會出現1個擁有高血壓因素。

父母都有高血壓的場合……每2個小孩之中會出現1個擁有高血壓因素。

就算擁有那些因素，只要能留意生活習慣的話，想要在往後的日子都跟高血壓無緣也並不是不可能的。

另一方面，在擁有遺傳因素的前提下，過度攝取鹽分、過度進食與肥胖、過度攝取酒精、鈣和鉀攝取不足、抽菸、壓力、運動不足等，都是會提升高血壓風險的生活習慣。

原發性高血壓的患者中，大概可以研判有90%左右是前述的生活習慣所導致的。原發性高血壓，就是遺傳因素與生活習慣盤根錯節作用後引發的疾病。各自與這兩者相關的比例大同小異，但情況還是因人而異。只不過，光是在第一步先改善生活習慣，就已經能說是自我療養的關鍵了。

（新 啓一郎）

也存在原因顯著的高血壓類型

原因在於腎臟的腎性高血壓與腎血管性高血壓

所謂的次發性高血壓，就是意指因為某種疾病而引發的高血壓。它在高血壓病患整體之中所占的比例約為5～10％，其實並不多，但據說在35歲以下罹患高血壓的年輕族群中，每4個人就有1人屬於次發性高血壓。

因此，只要找出導致次發性高血壓的疾病，並且確實治療，就有機會治癒。而次發性高血壓之中，最常見的就是「腎性高血壓」與「腎血管性高血壓」。

腎性高血壓的血壓升高問題，是因為腎臟毛病傷害了排泄鈉與水分的機能，使得血液循環量增加的關係。

至於腎血管性高血壓，則是將血液輸送到腎臟的腎動脈出現動脈硬化，肌細胞增殖後導致血管內腔變得狹窄所引發的。另外，在腎臟製造的腎素若是讓血管張力素Ⅱ分泌過剩的話，也會讓血壓升高。

內分泌高血壓與大血管疾病導致的高血壓

內分泌高血壓，是腎上腺皮質或腎上腺髓質的荷爾蒙分泌出現異常時引起的高血壓。

代表性的例子就是腎上腺皮質的良性腫瘤或異常增殖等情況造成醛固酮過剩分泌的原發性高醛固酮症。醛固酮具有從腎臟的腎小管再次吸收鈉並將鉀排出的作用，於是血液中的鉀含量下滑，血液循環量增加，進而促使血壓升高。

另外，因為腎上腺皮質所分泌的糖皮質素分泌量過多而產生的庫欣氏症候群也會導致高血壓的發生。

而大血管疾病引起的高血壓也有好幾個類型。主動脈瓣膜閉鎖不全症，是因為心臟瓣膜未能在應該閉合時關閉，使得要往外輸送的動脈血液逆流回心臟而引發疾病。在這種情況下，心臟又必須多送出額外的血液，因而讓血壓升高。

除此之外，還有因為類固醇等藥物的副作用引發高血壓問題的例子。

（新 啓一郎）

導致次發性高血壓的疾病

原因在於腎臟的例子	
腎實質性高血壓	腎血管性高血壓
腎炎 急性腎絲球腎炎 慢性腎絲球腎炎 腎盂腎炎 多囊腎等	腎臟動脈硬化 纖維肌性發育不全 主動脈炎症候群 血栓症 囊栓症等
內分泌性高血壓	
原發性高醛固酮症、庫欣氏症候群 嗜鉻細胞瘤、甲狀腺機能亢進症等	
大血管疾病導致的高血壓	
主動脈瓣膜閉鎖不全症、主動脈炎症候群 主動脈瘤窄縮症等	
其他的次發性高血壓	
腦血管病變、腦部腫瘤、腦炎、腦部外傷、 妊娠高血壓症候群	

為什麼血壓太高是不好的？

毫無自覺症狀的「沉默殺手」

高血壓最可怕的地方，就是它毫無自覺症狀。雖然會讓人感到頭痛、暈眩、心悸等狀況，但幾乎所有的情況下都是察覺不到自覺症狀的。

然而，繼高血壓之後，就會在不知不覺間惡化成動脈硬化。接下來，招來腦中風或心肌梗塞等與生命相關的重大疾病的危險性也會隨之提升（參照第10頁）。

最後，它們可能會在某一天突然發作。

因為這些緣故，高血壓也被人們稱為「Silent killer」（沉默殺手）。因為動脈硬化而變得千瘡百孔的血管，會使得血液無法順暢流通，還可能發生高血壓毛病加劇的不良循環。

血液中的膽固醇或血糖較高的人，症狀就更容易惡化。

與攸關生命的疾病直接相關的動脈硬化

動脈硬化的可怕之處，在於大腦、心臟、腎臟等處的血管破損或堵塞。腦出血、腦梗塞、狹心症、心肌梗塞、腎功能衰竭等，無論是哪一項都和生命息息相關。

想要預防高血壓，定期接受檢查、改善生活習慣等從平時就多加留意的方法是至關重要的。

特別要注意的，就是肥胖或運動不足的人、壓力大的人、過度攝取食鹽或酒精的人等族群。如果繼續這樣的生活習慣，即使現在沒出現問題，但將來罹患高血壓的可能性還是相當高的。

此外，若是家族中有很多罹患高血壓的人，這種體質被遺傳下來的可能性也很高，所以必須要更加注意。

高血壓不會有自覺症狀。因此，定期接受檢查是極為重要的。20多歲～30多歲的年齡層請每年1次、40多歲～50多歲的年齡層請每年進行2次血壓測量。

如果數值略高的話，建議各位購買血壓計，然後全家一起定期測量血壓。

（新　啓一郎）

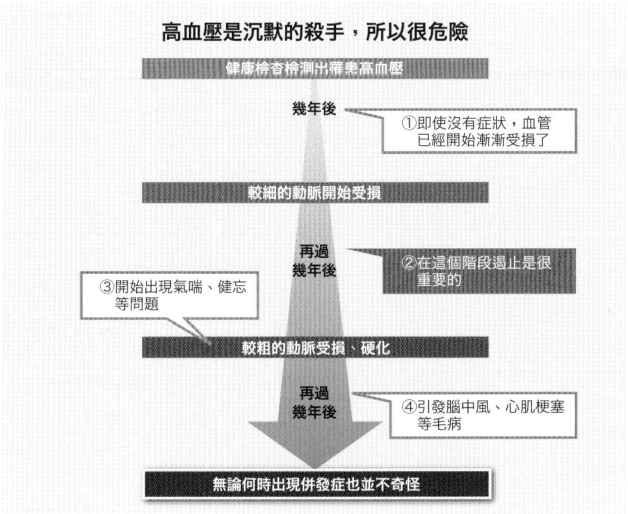
高血壓是沉默的殺手，所以很危險
健康檢查檢測出罹患高血壓
幾年後
①即使沒有症狀，血管已經開始漸漸受損了
較細的動脈開始受損
再過幾年後
②在這個階段遏止是很重要的
③開始出現氣喘、健忘等問題
較粗的動脈受損、硬化
再過幾年後
④引發腦中風、心肌梗塞等毛病
無論何時出現併發症也並不奇怪

就這麼放著高血壓不管又會怎麼樣呢？

與高血壓關係最深的「腦出血」

腦中風問題之中，與血壓關係最密切的就是腦內血管破裂引發的**腦出血**。大部分的腦出血，都是大腦內的小動脈在動脈硬化的狀態下，因為高血壓而發生破裂的情況。

另一方面，**蜘蛛網膜下腔出血**是因為蜘蛛網膜下腔的腦動脈瘤破裂，或是腦動靜脈畸形所引起的。發生動脈硬化的腦部血管，會堵塞形成血栓，進而截斷了血流。之後腦細胞因而壞死的話，就是所謂的**腦梗塞**。和腦梗塞一樣是突然發作，但24小時間以內症狀就會消失的，就是**暫時性腦缺血**（TIA），各位可以想像成是「腦梗塞的前兆」。

為心臟帶來重大負擔的「心臟肥大」、「狹心症」、「心肌梗塞」

心臟肥大……若一直都是高血壓的狀態、又進展到動脈硬化的情況，心臟就非得用更強的力道輸送血液不可，這便讓送出血液的左心室內壁變厚，也就是所謂的左心室肥大。這個狀態持續下去，就會引起心臟衰竭。

狹心症……將氧氣和營養送到心肌的冠狀動脈因為動脈硬化而變得狹窄，血液因此暫時被阻斷，這就是狹心症。

心肌梗塞……輸往冠狀動脈的血流長時間被阻斷，目的地的心肌壞死，這就是心肌梗塞。

高血壓與動脈硬化所引起的其他疾病

腎硬化症……若一直都是高血壓的狀態，腎臟中的小動脈也會發生動脈硬化，導致腎臟機能下滑。代表性的事例就是腎硬化症，一旦惡化就會演變成腎臟衰竭。

腎臟衰竭……腎臟機能明顯下滑的狀態。繼續惡化的話，就必須進行血液透析或是腎臟移植。

主動脈瘤……因為動脈硬化等原因讓主動脈壁弱化，在無法承受血壓的情況下往外側膨起的疾病。

主動脈瘤剝離……因為動脈硬化等原因讓動脈壁的中膜弱化，之後被血液侵入並分為兩層、進而破裂的疾病。如果是通往大腦、心臟、腎臟等處的動脈剝離的話，就會變得相當致命。

動脈硬化性末梢動脈閉塞症……容易出現在膝蓋以下的部位，會出現腳痛、寒涼感、間歇性跛腳（因為腳會疼痛，如果不稍事休息的話就沒辦法繼續走）之類的症狀。

2型糖尿病的人與非患病者相比，高血壓發病的機率是比較高的。

要是高血壓的情況持續，就可能演變成視網膜出血、出現白色斑點或水腫的高血壓性網膜症。問題持續惡化就會引起視力障礙、眼底出血。萬一大出血的話，就會導致失明。（新 啓一郎）

血壓最好維持在什麼程度呢？我們應該如何正確測量血壓？

收縮壓140mmHg以上、舒張壓90mmHg以上就是高血壓

在日本高血壓學會的「高血壓治療指南2019」之中定下了高血壓的基準值（參照第4頁）。

根據其定義，正常的血壓，收縮（最高）壓要低於120mmHg、舒張（最低）壓要低於80mmHg。若是收縮壓介於120～129mmHg、舒張壓低於80mmHg，雖然還在正常範圍內，但有點偏高，所以被分類在正常偏高血壓。至於收縮壓超過140mmHg以上、舒張壓超過90mmHg以上，就屬於高血壓了。

被診斷出高血壓的患者，其降血壓的目標會因為年齡和併發的疾病而有所不同。以高齡者來說，「診間血壓」的降血壓目標數值為低於130／80mmHg（75歲以上的後期高齡者原則上為低於140／90mmHg）。

居家測量的場合 要用不同的基準來判斷

在家裡量血壓的時候，因為是在比較放鬆的狀態下測量，所以會出現比在診間量測出的血壓還要低的傾向。

基於這個緣故，「居家測量血壓」的基準值要另外訂立。

居家血壓的正常血壓值要低於115／75mmHg，而高血壓的基準值是高於135／85mmHg。在家裡量血壓，能有效確認一整天的變動以及降血壓藥的效果。

另外，在診間讓醫師或護理師量血壓的時候，有時人們會因為緊張的關係導致血壓升高，對於具有這類傾向的族群來說，在自己家裡測量血壓是有效的。

測量血壓要早晚共2次，如果可以的話，請每天都在相同的條件下進行測量。

時間點……早上請在起床後1小時內、服用降血壓藥和吃早餐之前測量。晚上請於就寢前測量。

測量前……測量前的30分鐘請不要運動或是讓情緒處於亢奮，並在正式測量前的1～2分鐘內保持安靜。

上廁所……請在測量之前進行。

次數……每次測量2回，並計算出平均值。

不要緊張……請讓自己放鬆。

（新　啓一郎）

★關於高血壓的判定標準，日本與臺灣在數值上有所差異，請參照本頁下方補充說明。

家庭用血壓計的正確測量方法
（上臂式的場合）

1 坐下之後，將上臂擺在桌子上，讓上臂動脈處於跟心臟差不多高度的位置。

2 充分按壓臂帶（綁在手臂上、輸送空氣的部分），將裡面的空氣完全擠出。

3 臂帶的中央對準上臂動脈，臂帶下端位於距離手肘內側凹折處2根手指高的地方。

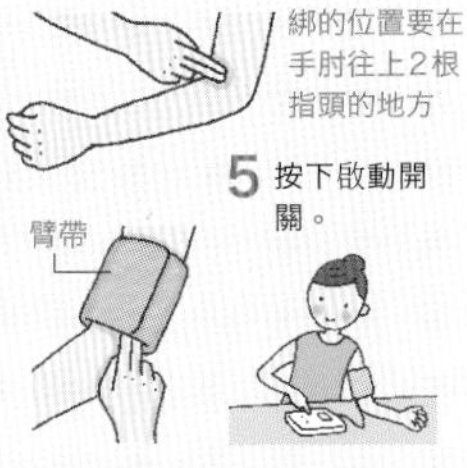

4 臂帶和手臂間保留能放進1～2根手指的空間再綁好。

5 按下啟動開關。

6 建議測量1次以上，並求得數值的平均值。因為連續測量的話數值會變低，所以測量時請每做一次就鬆開臂帶，靜待1分鐘左右再繼續進行。

［重點補充］根據臺灣高血壓學會及心臟學會發布之「2022年臺灣高血壓治療指引」，其中包括兩大重點更新：高血壓標準已下修至「130/80mmHg」，並建議採用「居家血壓」取代門診測量血壓。截至2024年初，日本高血壓協會基於其考量，仍維持書中所示數值，本書繁體中文版予以保留以供參考，但建議讀者參照臺灣頒布之數值標準與醫師的診斷建議。

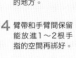

治療高血壓的重點為何？

在改善生活習慣的同時也採行藥物療法，讓血壓下降

治療高血壓的基本就是改善生活習慣。所謂的生活習慣改善，是指修正會成為高血壓成因的肥胖、運動不足、鹽分的過度攝取、吸菸、飲酒過量、壓力等因素，改善截至目前為止的生活型態。如果只靠生活習慣的改善還無法看到成效的場合，或者是出現重症高血壓或併發症的場合，就要進行藥物療法。

改善生活習慣的關鍵在於飲食生活和運動

要改善生活習慣時，特別重要的就是飲食生活和運動。飲食生活方面，要減少會成為高血壓成因的食鹽攝取量，攝取的能量也要有所調整。鈉會讓血壓升高，而鉀能削減它的作用，所以請積極食用蔬菜、水果等含有豐富鉀元素的食品。此外，也要避免過度攝取含有許多膽固醇和飽和性脂肪酸的動物性脂肪。運動方面，並不是要進行仰臥起坐這類會暫時屏息的「無氧運動」，而是健走之類能夠充分吸進氧氣的「有氧運動」。其他方面，像是戒菸、不要喝過多的酒等也非常重要。

為了提高治療效果，通常會選擇幾種降血壓藥來搭配使用

如果改善生活習慣持續了一段時間，但血壓卻沒有下降的場合，就要採行服用降血壓藥的藥物療法。降血壓藥有各式各樣的種類（參照第17頁），會評估高血壓的程度、年齡、併發症的有無，再開立最適合的藥物處方。為了提高治療的效果，通常會選擇幾種降血壓藥來搭配使用。雖然最終的「診間測量血壓」降壓目標會因為年齡、併發症的有無等因素而出現差異，但是後期高齡者（75歲以上）情況允許的話，會以「收縮壓低於140mmHg、舒張壓低於90mmHg」為目標來努力。年輕人或中年族群要比這個低，以「收縮壓低於130mmHg、舒張壓低於80mmHg」為目標。至於糖尿病或併發腎功能障礙的場合，則是以「收縮壓低於130mmHg、舒張壓低於80mmHg」為目標，來進行治療。

（新 啓一郎）

★關於高血壓的判定標準，日本與臺灣在數值上有所差異，請參照本頁下方補充說明。

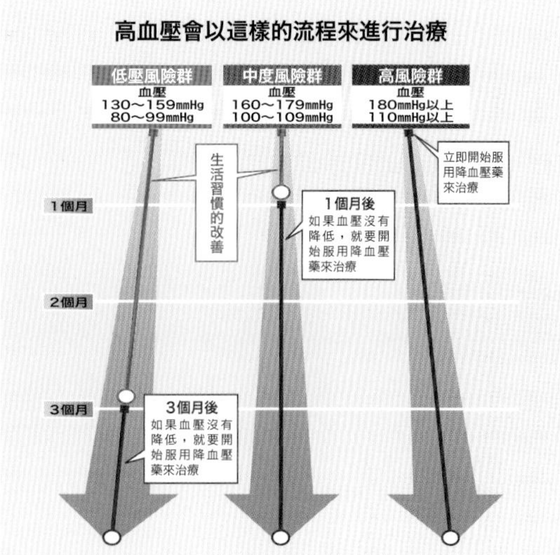
高血壓會以這樣的流程來進行治療
低壓風險群
血壓
130～159mmHg
80～99mmHg
中度風險群
血壓
160～179mmHg
100～109mmHg
高風險群
血壓
180mmHg以上
110mmHg以上
生活習慣的改善
立即開始服用降血壓藥來治療
1個月
2個月
3個月
1個月後
如果血壓沒有降低，就要開始服用降血壓藥來治療
3個月後
如果血壓沒有降低，就要開始服用降血壓藥來治療

［重點補充］根據臺灣高血壓學會及心臟學會發布之「2022年臺灣高血壓治療指引」，其中包括兩大重點更新：高血壓標準已下修至「130/80mmHg」，並採用「居家血壓」取代門診測量血壓。截至2024年初，日本高血壓協會基於其考量，仍維持書中所示數值，本書繁體中文版予以保留以供參考，但建議讀者參照臺灣頒布之數值標準與醫師的診斷建議。

高血壓的治療①

飲食療法

自然養成降血壓飲食習慣的6個重點

❶飲食的基本！

備齊3道菜維持均衡

吃下去的餐食太過偏向營養取向其實並不是有效的飲食療法。

用餐每天3次，每餐要有主菜、副菜，再加上1道後備齊3款是基本原則。

❷慢慢去習慣清淡口味

據說現在的日本人每天會攝取9~11g的鹽分，如果是高血壓患者要將低於一半的6g作為目標攝取量。

每減少1g的鹽分攝取量，據說就能降低1mmHg的血壓。但並不是要各位一口氣就減到低於6g，而是要靠著妥善控制鹽分的調理技巧，讓整體的口味漸漸轉向清淡口味。請花一點時間去習慣吧。

❸了解並正確計算鹽分

我們會從一天吃下去的各式各樣食物中獲取約2g的鹽分（天然鈉）。

因為高血壓的人每天的目標鹽分攝取量是低於6g，所以能用於調理的鹽分就要低於4g。

為了減少飲食中的鹽分，理解某某食物含有多少鹽分，然後於調理的時候進行正確的計量是很重要的。

❹理解適合的能量

理解自己每天最適合的能量攝取量，然後在製作餐食的時候，要留意別讓自己發胖了。

❺盡可能少吃外食

外食不管是鹽分還是卡路里都較高，而且蔬菜量大多不足。在外工作的人請自己帶便當當午餐，盡可能減少外食以及用便利商店餐點打發。

以外食解決午餐的那一天，當天的晚餐也必須更注重鹽分的控管，花心思維持均衡。

❻讓飲食療法持續下去是很重要的

為了讓飲食療法能持續下去，「美味的減鹽餐點」是不可或缺的。

若是單純減少鹽分，就會讓餐點顯得乏味、無法好好享用。

因此，該如何巧妙活用不仰賴鹽分的佐料和調味料等不會讓人厭倦的巧思，就顯得相當重要了。

（新 啓一郎）

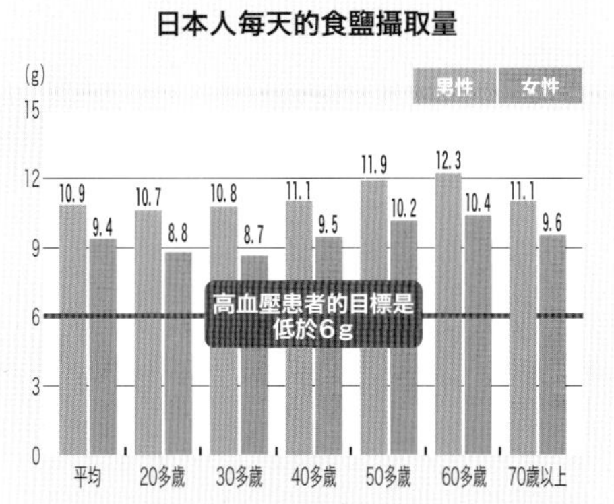

日本人每天的食鹽攝取量，平均值為男性10.9g、女性9.4g（平成25年[2013]時間點的資料）。因為高血壓的人每天的目標攝取量是不滿6g，所以數值已經大幅超過了。

節錄自厚生勞動省「平成25年度國民健康・營養調查結果之概要」。

運動療法

血流狀況變好，血壓就會下降

人一旦開始運動，血液就會送往全身，於是從心臟送出的血液量就會增加。雖然血壓會暫時升高，但是因為末梢血管會逐步擴張的關係，血流狀況會變好，血壓就會降下來。

血流狀況變好，體內的鈉隨著尿液一起排泄出去的量也會增加，讓血壓下降。

此外，只要運動的話，某種會讓血壓升高的體內物質分泌就會受到抑制，同時也擁有促使某種能讓血壓降低的體內物質增加的效果。

而且做運動也和改善肥胖問題有關，還能消除精神方面的壓力，如此一來，也能促使血壓下降。

推薦進行健走這類「有氧運動」

只不過，並不是什麼樣的運動都適合。

運動可分為引體向上或伏地挺身這種要在瞬間使力的「無氧運動」，以及健走這類不必勉強、可以吸入氧氣的「有氧運動」。

在這之中，「無氧運動」會使人在屏息的瞬間血壓上升，所以不適合血壓較高的族群。除此之外，需要競爭、比出勝負的運動，或是無法按照自己步調進行的團體競技也都不是建議的選項。

推薦各位血壓較高的朋友去做的，就是可以依照自己的步調進行的「有氧運動」。

進行脈搏會漸漸加快，身上稍微出點汗的運動，對於降低血壓這個目標來說至關重要。

這裡特別推薦的就是健走。如果是膝蓋有毛病的人，也可以試著進行水中行走。

可以的話，希望大家每天都能做30分鐘左右的運動，要是覺得每天進行很困難的話，就間隔1天、每次做1個小時左右的運動也可以。每天做3次各10分鐘的運動也沒有問題。

還有，在每天的生活中有意識地運動，像是通勤時不搭電梯或電扶梯，選擇上下都走樓梯，或者是出門購物時不要搭車，而是用走的過去，就能增加自己的運動量。

（新 啓一郎）

藉由運動來讓血壓降低的過程

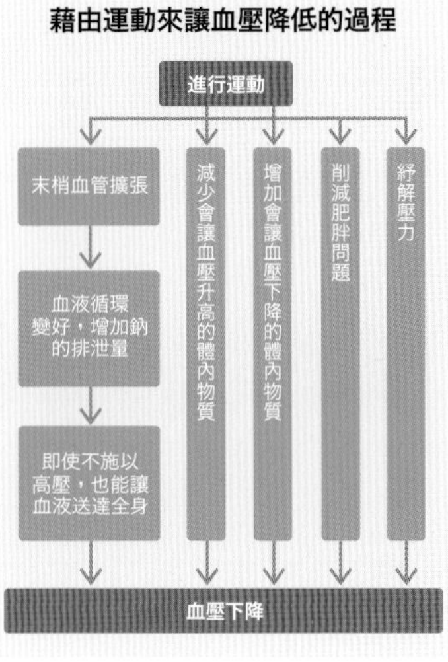
進行運動
末梢血管擴張
血液循環變好，增加鈉的排泄量
即使不施以高壓，也能讓血液送達全身
減少會讓血壓升高的體內物質
增加會讓血壓下降的體內物質
削減肥胖問題
紓解壓力
血壓下降

高血壓的治療③

生活療法

會讓血壓升高的日常生活情景還真不少

早上起床後一直到晚上就寢為止，在我們日常持續重複的行動與環境之中，就有很多會讓血壓上升的情景。即便這對血壓正常的人而言並不是會構成什麼問題的程度，但是對高血壓的人來說，或許就有可能引發腦中風或心肌梗塞等問題。

重整日常生活，養成盡可能不會讓血壓升高的生活習慣極為重要。

防止血壓上升的生活要點

〈早上〉

從躺著的狀態起身的時候，或是從坐著的狀態站起時，血壓就會上升。

睜開眼睛之後不要立刻爬起來，請緩緩地起身吧。

洗臉的時候，不要使用冷水，請使用溫溫的水來梳洗。

排便的時候，只要屏息使勁就會讓血壓升高。為了避免這種情況，有便祕問題的朋友還請先改善這個狀況。

〈白天〉

開車、開會、與合作方的會談等場合會令人感到緊張、累積壓力，血壓也會跟著升高。請盡可能嘗試去轉換自己的心情吧。這種時候就要先做個大大的深呼吸。

即使感到焦躁，也不要吸菸。務必要戒掉吸菸的習慣。

〈晚上〉

即使是要消除一整天的疲勞，泡太熱的熱水澡也會將血壓一口氣往上拉。所以請使用溫熱的水，以舒適的心情緩緩地泡進去。

半夜進到寒冷的廁所時也會升高血壓，就寢之前請不要攝取大量的水分，也要在睡覺之前就先去趟廁所。

〈盛夏〉

有流汗的話就要補充水分，並且盡可能減少室內外的溫度差。

〈隆冬〉

確實做好禦寒對策，防止血管收縮。

（新 啓一郎）

不要讓血壓上升情景增加的夏季與冬季的生活重點

	血壓升高的情景	為什麼血壓會上升呢？	該怎麼做才好呢？
夏	流汗	體內水分流失，血液就會變得混濁。擁有降血壓效果的鉀也會跟著流失	慢慢喝水或茶來補充水分。為了補給鉀，喝減糖的果菜汁或果汁也有效果
夏	室外與室內的溫差較大	室內與室外的溫差超過5℃以上的話，控制血壓的自律神經就容易變得混亂	將房間的空調設定在26～28℃左右，減少室內外溫度的差距。待在冷氣較強的電車內等場所時，可加件外套
冬	外出時的寒冷環境	寒冷的刺激會導致末梢血管收縮，血壓就容易上升	以洋蔥式穿搭確保適宜的溫暖度再外出。圍上圍巾等來為頸部一帶保暖，或是配戴手套或口罩也是有效的
冬	入浴	從溫暖的房間進入寒冷的更衣空間，接著踏上浴室冰冷的地板，最後又接觸到熱水，其中的冷熱溫差就會導致血壓升高	藉由浴室換氣暖風機讓更衣空間維持在25℃左右。放鬆心情、緩緩泡進溫熱的水裡。

藥物療法

為了預防與抑制臟器障礙而服用

治療高血壓的目的，就是要預防大腦、心臟、腎臟等臟器的障礙，以及抑制惡化。因此，降血壓藥就是以降低血壓，遏止臟器受損加劇為目標來運用的。

主要的降血壓藥之作用與副作用

降血壓藥	主要的作用	主要的副作用	禁忌	慎重使用場合
鈣離子通道阻斷劑	冠狀動脈與末梢血管的擴張／抑制心臟收縮力／抑制心臟傳導系統	心悸、頭痛、潮熱感、水腫、牙齦增生、便祕	徐脈（非 DHP 系）	心臟衰竭
ARB	抑制強力的血管收縮、體液貯留以及交感神經活性亢進作用	高血鉀症	懷孕、高血鉀症	腎動脈狹窄症＊
ACE 阻斷劑	抑制血液中會升壓的成分／增強降壓成分／改善臟器障礙	不帶痰的咳嗽	懷孕、血管神經性水腫、高血鉀症	腎動脈狹窄症＊
利尿劑	抑制腎小管中的鈉再吸收／減少循環血液量／降低末梢血管抵抗	高尿酸血症、腎障礙惡化、糖尿病惡化、高血脂惡化	低血鉀症	痛風、懷孕、葡萄糖耐受不良
β受體阻斷劑	心輸出量低下／抑制腎素的產生／於中樞抑制交感神經	徐脈、氣喘惡化、糖尿病惡化、高血脂惡化	氣喘、高度徐脈	葡萄糖耐受不良、阻塞性肺部疾病、末梢動脈疾病

*兩側性腎動脈狹窄的場合也是禁忌。利尿劑的禁忌和慎重使用場合則是針對Thiazide類。
節錄自日本高血壓學會「高血壓治療指南2014」

有併發症的情況應該先使用哪種降血壓藥？

降血壓藥	鈣離子通道阻斷劑	ARB/ACE阻斷劑	Thiazide類利尿劑	β受體阻斷劑
左心室肥大	●	●		
心臟衰竭		●*1	●	●*1
頻脈	●*2			●
狹心症	●			●*3
心肌梗塞後		●		●
CKD(蛋白尿+)		●		
慢性腦血管疾病	●	●	●	
糖尿病/MetS*4		●		
骨質疏鬆症			●	
誤嚥性肺炎		●*5		

*1 從少量開始，謹慎注意再漸漸增加　*2 非Dihydropyridine類鈣離子通道阻斷劑
*3 冠狀動脈痙攣性心絞痛的場合要注意　*4 代謝症候群　*5 ACE阻斷劑
節錄自日本高血壓學會「高血壓治療指南2014」

一開始使用的藥物有鈣離子通道阻斷劑、ARB（血管收縮素Ⅱ受體阻斷劑）、ACE阻斷劑、利尿劑（請參考左頁）等。因為讓血壓一點一點地降低是非常重要的，所以醫師會先在這之中選擇1種，從少量開始服用。

★鈣離子通道阻斷劑

藉由防止鈣流入細胞內，來降低血壓的藥物。

鈣離子通道阻斷劑擁有讓血管擴張的作用。不光是末梢血管會擴張，也能讓心臟的血管擴張，達到抑制冠狀動脈痙攣這種異常收縮的功效，所以對於痙攣引起的狹心症也是有用的。

★ARB
（血管收縮素Ⅱ受體阻斷劑）

ARB即為血管收縮素Ⅱ受體阻斷劑，簡稱AⅡ受體阻斷劑。

血管收縮素Ⅰ經血管收縮素轉化酶（ACE）作用後生成的荷爾蒙就是血管收縮素Ⅱ。血管收縮素Ⅱ會和位於心臟、血管、腎臟等處的受體結合，促使血管收縮，產生讓血壓升高的效果。

ARB可以阻止這些受體的運作，讓血管擴張，同時也會調節水分和電解質，使血壓降下來。

★ACE阻斷劑
（血管收縮素轉化酶阻斷劑）

作為第一選擇藥物來使用的降血壓藥

鈣離子通道阻斷劑

Ca2+流入後，動脈血管壁的細胞就會收縮，讓血管變細，血壓因此上升。鈣離子通道阻斷劑會成為讓鈣流進去的「洞」，藉由防止流入抑制血管收縮，進而擴張血管，讓血壓降低。

	一般名稱	副作用
Dihydropyridine類	Amlodipine Nifedipine 徐放錠 長效 Nifedipine 徐放錠 Nisoldipine Nitrendipine Nilvadipine Azelnidipine Manidipine Efonidipine Cilnidipine Aranidipine Benidipine Felodipine Barnidipine	可能出現心悸、顏面潮紅等伴隨血管擴張作用的症狀，以及便祕等副作用。 若是有二尖瓣狹窄、主動脈瓣狹窄、肺高血壓、嚴重的腎臟機能障害、嚴重的肝臟機能障害、鬱血性心衰竭、高度左心室收縮機能障害等問題，可能帶來嚴重的副作用，請謹慎投藥。
Benzodiazepine類	Diltiazem Diltiazem 徐放膠囊	可能出現急速、短期的降壓與血液流動動態變化，現在不推薦作為降血壓藥使用。

ARB

血管收縮素II這種荷爾蒙會藉由與受體結合促使血管收縮，導致血壓上升。只要妨礙它與受體的結合，就不會出現血壓升高的反應。ARB就是能妨礙血管收縮素II和受體結合的藥物。

	一般名稱	副作用
血管收縮素II受體阻斷劑	Losartan Candesartan Valsartan Telmisartan Olmesartan Irbesartan	有報告指出，若是有類過敏性休克、血管性水腫、肝炎、腎功能低下、低血糖、橫紋肌溶解、泛血球貧血症、休克、失神、高血鉀症（以上皆頻率不明）等問題，可能帶來嚴重的副作用。兩側性腎動脈狹窄、單腎且腎動脈狹窄、高血鉀症請避免投藥。

ACE阻斷劑

ACE阻斷劑可藉由阻擋ACE的運作，抑制讓血壓上升的物質（升壓物質）生成。接著，血管就會擴張，血液量也減少，以此達到降壓效果。ACE阻斷劑對於治療心臟衰竭或腎功能障害也有效。

	一般名稱	副作用
血管收縮素轉化酶阻斷劑	Captopril 長效型 Captopril Enalapril Perindopril Lisinopril Alacepril Delapril Benazepril Cilazapril Imidapril Temocapril Quinapril Trandolapril	可能出現咳嗽的副作用。若是有血管性水腫、高血鉀症、腎功能低下、兩側性腎動脈狹窄、單腎且腎動脈狹窄等問題，可能帶來嚴重的副作用。手術前24小時以內請避免投藥。

利尿劑

血液中的水分增加時，血管內流動的血液量就會變多。接著，血管就會以相應的力道把血液推送出去，血壓也跟著升高。利尿劑這種藥物會促進體內的鈉（鹽分）與過多的水分（尿液）排泄，藉由減少血液量來降低血壓。

	一般名稱	副作用
Thiazide類	Trichlormethiazide Hydrochlorothiazide Benzylhydrochlorothiazide	在嚴守低用量的前提下，某種程度可預防痛風、糖代謝、電解質代謝等問題。若是有惡化的肝硬化（誘發肝昏迷）、副甲狀腺亢進等高血鈣症（鈣數值上升）等問題，請謹慎投藥。若是有再生不良性貧血、壞死性血管炎、肺水腫、胰臟炎、顆粒性白血球缺乏症、急性腎衰竭等問題，可能帶來嚴重的副作用。
類Thiazide	Indapamide Mefruside Tripamide Meticrane	
保鉀型	Triamterene	有報告指出Diclofenac和Indometacin的合併使用會出現急性腎衰竭。腎結石或是過去曾發病的患者也可能會有形成三胺蝶素結石的問題。
Loop diuretics	Furosemide Furosemide 徐放膠囊	低血鉀症、高尿酸血症等等。有報告指出會出現再生不良性貧血、泛血球貧血症、顆粒性白血球缺乏症、純紅血球再生不良、水疱性類天疱瘡、重聽、史蒂芬斯-強森症候群（皮膚黏膜眼症候群）、間質性腎炎等問題。

血管收縮素Ⅱ會升高血壓，此藥物能阻止ACE這個能促使生成血管收縮素Ⅱ的酵素運作。ACE運作後，血管收縮素Ⅰ就能生成血管收縮素Ⅱ，ACE阻斷劑就是藉由妨礙其中的運作，達到降低血壓的效用。

★利尿劑

利尿劑可以促進腎臟運作讓鈉排出，增加尿量。接著血液中的多餘水分減少，整體血液量也減少，血壓就因此降下來。

（新　啓一郎）

第2章

〈飲食〉

匯集真的能讓血壓下降的飲食和外食的知識與技巧

減鹽的目標

改善、預防高血壓的關鍵就是【減鹽】。食鹽攝取量請以每天低於6g為目標

食鹽攝取過多就是造成血壓上升的原因

過量攝取食鹽就會導致血壓上升。因此，作為預防、改善高血壓的飲食生活重點，【減鹽】是不可或缺的。

那麼，為什麼吃下去的食鹽太多，就會讓血壓升高呢？一般作為調味料來使用的食鹽，化學上的稱呼是氯化鈉，進入體內之後就會分為氯以及鈉。其中的鈉會造成高血壓問題。

一旦吃下較多的食鹽，血液中的鈉就會增加。這時人體運作會為了持續保持血液成分的平衡與濃度，發動降低鈉濃度的作用。也就是組織中的水分會移動到血液之中，然後喉嚨感到乾渴，再藉由飲水來暫時增加血液量。

這麼一來，人體內流動的血液量就增加了，所以心臟就需要花費更強的力量將血液輸送出去。接著，血液流動時就會對血管壁施加更強的壓力，最後引起血壓上升。

此外，血液中的鈉增加以後，鈉就會更容易跟著水分進入血管壁的細胞。然後血管壁因此浮腫，使得血液的通道變得狹窄。因此血液為了通過狹窄的血管，血壓也就隨之升高了。

還有，鈉也具有刺激交感神經的作用。血液中過多的鈉刺激了交感神經，末梢血管因而收縮，血液流通就受到阻礙。而且它也會促進讓血壓上升的荷爾蒙分泌，讓血壓升高。

每天飲食中的食鹽量請控制在6g以內

食鹽的主要成分是鈉，對人類來說是延續生命不可欠缺的營養成分（礦物質的一種）。

食鹽與鈉

食鹽（氯化鈉）是鈉（化學符號Na）與氯的化合物。在食品營養成分標示的場合，大多以鈉含量（mg）來表示。只要使用下方的算式，就能從鈉含量計算出等同食鹽量。

等同食鹽量(g)＝鈉含量(mg)×2.54÷1000

舉例來說，120mg的鈉套入算式為120×2.54÷1000≒0.30，所以等同食鹽量約0.3g。順帶一提，同樣使用這個算式，也能推算出6g的食鹽大約相當於2,362mg的鈉。

「食鹽攝取目標值為每天低於6g」

這句話意指以下3種鹽分量的合計值。

1. 餐桌用鹽等鹽，以及醬油、味噌、醬汁等調味料內含的食鹽
2. 魚漿製品、火腿、醃漬物等加工食品中添加的食鹽
3. 作為素材的肉類、魚類、蛋類等食品本身就含有的鈉

只不過，在我們吃下去的食品裡頭，幾乎都有鈉的存在。因此，必須要藉由用餐來攝取的食鹽量，其實並沒有我們想像得那麼多。

雖然靠著減少鹽分去降低血壓的效果會因人而異，但據說只要減少1g的食鹽攝取量，就能讓血壓下降1㎜Hg。

根據厚生勞動省發布的「國民健康・營養調查」，日本人每天的食鹽攝取量平均為9～11g，但是這個攝取量是無法降低血壓的。而日本高血壓學會訂下的數值，則建議患有高血壓的人每天的食鹽攝取目標值應為低於6g。

（忍田聰子）

減鹽飲食生活的重點

重要的是減鹽、均衡、食物的選擇。降血壓的5個飲食原則

減鹽時除了調味料之外，也要注意食品本身的鹽分

被診斷出高血壓後，就一定要進行生活習慣的改善。

其中至關重要的，就是飲食療法。以下就來介紹能降低血壓的飲食療法祕訣。

■鹽分攝取設定在每天低於6g

首先是減少鹽分。攝取太多的鹽分，就會讓血管壁細胞充斥過多的鈉，以至於無法充分排出鈉。人體為了降低濃度，就會增加血液中的水分，導致血壓升高。

據說很多日本人每天都攝取9~11g的鹽分，但高血壓患者每天的鹽分攝取目標應該設在低於6g。

為了妥善執行這個低於6g的規劃，其中的要點就是「調味料的鹽分量」和「食品內含的鹽分量」。

想要控管鹽分，知道每天使用的基本調味料鹽分量是多少，並且養成在調理的時候謹慎使用的習慣是相當重要的。還有，藉由善用鹽分較少的調味料，即便風味清淡也能為餐點增添美味。

再來，希望大家能在進行減鹽調理的時候務必留心的，就是食品自身含有的鹽分量。不光是調味料，鹽分也會存在於生的魚類或肉類之中，還有加工食品的鹽分量也必須注意。

只不過，這些食品的鮮味成分和鹽分，都可以作為調味料來活用。只要注意使用量、巧妙運用的話，還能節省調味的時間，可謂是一石二鳥的方法。

■採行營養均衡的飲食

碳水化合物、蛋白質、脂質等三大營養素的均衡攝取是必要的。即使你正在進行飲食療法，只要三大營養素的攝取減少了，可能就無法維持健康。

另外，維生素和礦物質也扮演了讓三大營養素有效轉換為能量的角色。膳食纖維可以促進多餘的膽固醇排出。包含這些要點在內，還請大家務必要把攝取均衡飲食這個目標放在心上。

首先馬上能做到的，就是盡可能準備大量的種類，並且每樣少量攝取。目標是每天30種。相較於西式餐點，日式餐點會比較容易達成這個目標。

■積極攝取蔬菜和水果

蔬菜和水果含有擁有降血壓作用的鉀（參照第30頁）、鎂（參照第32頁）、鈣（參照第34頁）等礦物質，以及維生素類和膳食纖維等豐富的營養素。

每天的目標攝取量為蔬菜350g、水果則是200g。

■限制膽固醇和飽和性脂肪酸較多的食品

膽固醇較多的食品（蛋類、鮭魚卵、肝臟等）還有飽和性脂肪酸較多的食品（肉類帶油花的部分等）會增加血液中的膽固醇和中性脂肪。這不但和動脈硬化相關，也會造成高血壓的惡化。

■消除肥胖，避免過量的飲食

肥胖是導致高血壓的其中一個原因，也是糖尿病、高尿酸血症、脂質異常症等病症的成因之一。光是藉由瘦身，就有辦法降低血壓。

消除肥胖的基本原則，就是不要吃進過量的東西。有吃點心或者是一定要吃到很飽等飲食習慣的人，首先需要做的事情就是減少自己的進食量（參照第26頁）。

除此之外，「減少飲酒量」和「戒菸（或少抽點菸）」對於預防、改善高血壓毛病來說也是不可缺少的。

（新　啓一郎、秋山里美）

務必了解的調味料類食鹽量

	基準值		食鹽量
鹽	⅕小匙	1g	1.0g
濃口醬油	1小匙	6g	0.9g
薄口醬油	1小匙	6g	1.0g
溜醬油	1小匙	6g	0.8g
白醬油	1小匙	6g	0.9g
味噌(淡色辛口)	1小匙	6g	0.7g
味噌(赤色辛口)	1小匙	6g	0.8g
麥味噌	1小匙	6g	0.6g
八丁味噌(豆味噌)	1小匙	6g	0.7g
蠔油	1小匙	6g	0.7g
咖哩塊	1盤的量	18g	1.9g
法式清湯塊	1塊	5g	2.2g
和風高湯粉(顆粒)	1小匙	3g	1.2g

鹽分較少的調味料類

	基準值		食鹽量
低鹽醬油	1小匙	6g	0.5g
甘味噌	1小匙	6g	0.4g
中濃醬汁	1小匙	6g	0.3g
濃醬汁	1小匙	6g	0.3g
伍斯特醬	1小匙	6g	0.5g
美乃滋	1小匙	4g	0.1g
番茄醬	1小匙	6g	0.2g

調味料的計量方法

用電子秤計量
可秤到1g的精準度，還有能扣除包裝或容器重量的計算機能，相當方便。

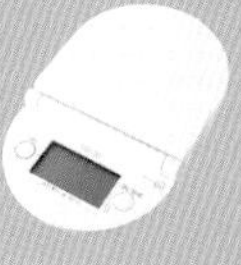

用量杯計量
常見的是容量200㎖的款式。將量杯放在穩定的場所，視線與量杯刻度水平同高來判讀。

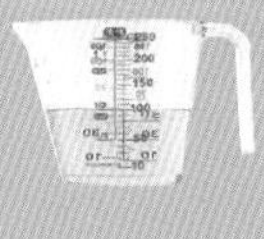

用量匙計量
量匙有大(15㎖)、小(5㎖)、迷你(1㎖)等款式。

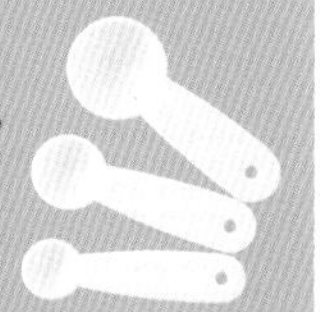

用手計量
3根手指捏起1小撮＝0.5g
基準是以拇指、食指、中指的指尖捏起1小撮的量

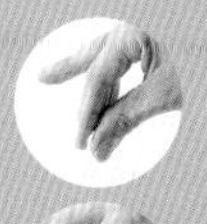

2根手指捏起1小撮＝0.3g
基準是以拇指、食指的指尖捏起1小撮的量

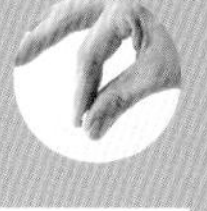

液體計量的場合
從湯匙邊緣因表面張力而向上隆起的狀態，為1匙的量。

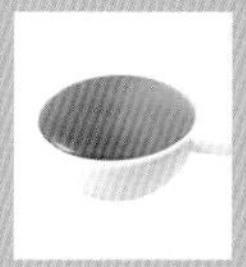

粉類計量的場合
鬆鬆地輕輕舀起，然後用刮刀或刀具的背面，從量匙柄這邊往前抹平。

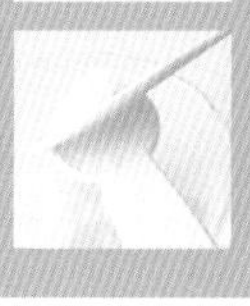

鹽分量(g)＝可食用部位100g中的量
食鹽量(g)＝基準值
基準值為成人每人每餐(1次)攝取的推估平均量。
節錄自文部科學省「日本食品標準成分表2015年版(七版)」

食品中原本就含有的鹽分量

	食品名稱	食鹽量	基準值
魚貝類	蛤仔	2.2g	蛤仔肉10個/30g，帶殼1杯/170g
	沙丁魚	0.2g	1條/約50g
	牡蠣	1.3g	牡蠣肉1個/8～10g
	章魚(水煮)	0.6g	腳(中)1條/約150g
	干貝	0.3g	1個/50～70g
	北魷	0.5g	1隻/250～300g
	真鰈	0.3g	中型1條/約200g
	明蝦	0.4g	中型1隻/約50g
	沙鮻	0.3g	中型1條/約40g
	比目魚	0.1g	1人份(生魚片)/40g
	三線磯鱸	0.4g	中型1條/約140g
	竹筴魚	0.3g	中型1條/約100g
	鮭魚	0.2g	1片/50～80g
	牛尾鯥	0.2g	中型1片/約80g
	鯖魚	0.3g	1片/約80g
	秋刀魚	0.3g	中型1條/120～140g
	鰤魚	0.1g	1片/80～100g
	真鮪(赤身)	0.1g	1人份(生魚片)/80～100g
	真鮪(脂身)	0.2g	1人份(生魚片)/80～100g
海藻類	裙帶菜(乾燥)	16.8g	1人份/約3g
	昆布(乾燥)	7.1g	10㎝片狀1片/10g
	乾鹿尾菜	4.7g	1小匙/約5g
肉・蛋・奶類	雞蛋	0.4g	中型1顆/約50g
	豬腿肉	0.1g	
	豬五花肉	0.1g	
	豬里脊肉(大型種，帶油花)	0.1g	煎肉片1片/約150g
	和牛腿肉(無皮下脂肪)	0.1g	
	和牛五花肉(帶油花)	0.1g	
	和牛菲力	0.1g	
	雞腿肉(成雞，帶皮)	0.1g	1片/約300g
	加工奶(低脂)	0.2g	
	普通牛奶	0.1g	
	奶油(有鹽)	1.9g	1小匙/4g

高鹽分的食品列表

食品名稱	基準值	食鹽量
昆布佃煮	1份(5g)	0.4g
鱈魚子	¼副(20g)	0.9g
鮭魚卵	1大匙(16g)	0.4g
梅干(鹽漬)	1個13g(淨重10g)	2.2g
卡門貝爾起司	1份(20g)	0.4g
加工起司	1㎝厚1片(20g)	0.6g
鹽辛(魷魚)	1大匙(20g)	1.4g
柴漬	1份(20g)	0.8g
白菜泡菜	1份(30g)	0.7g
鹽漬白菜	1份(30g)	0.7g
澤庵(澤庵漬/鹽漬去水分蘿蔔)	3片(20g)	0.9g
薩摩炸魚餅	1塊(65g)	1.2g
蒲鉾(蒸)	1㎝厚1片(20g)	0.5g
柳葉魚(帶卵，進口品)	2條(40g，毛鱗魚)	0.6g
鰺魚乾	1片140g(淨重91g)	1.5g
維也納香腸	1條(15g)	0.3g
培根	1片(20g)	0.4g
燻火腿	1片(15g)	0.4g
烤竹輪	小型1條(30g)	0.6g
半片	大塊½片(60g)	0.9g

味噌湯

味噌雖然鹽分高，但也擁有降血壓的作用，用【配料滿滿的味噌湯】來提升降血壓能力

大豆胜肽可以阻擋ACE，讓血壓降下來

味噌是大家最熟悉的一種鹽分較高食品，但實際上，它也擁有降血壓的作用。

經由動物實驗得知味噌擁有降血壓的作用

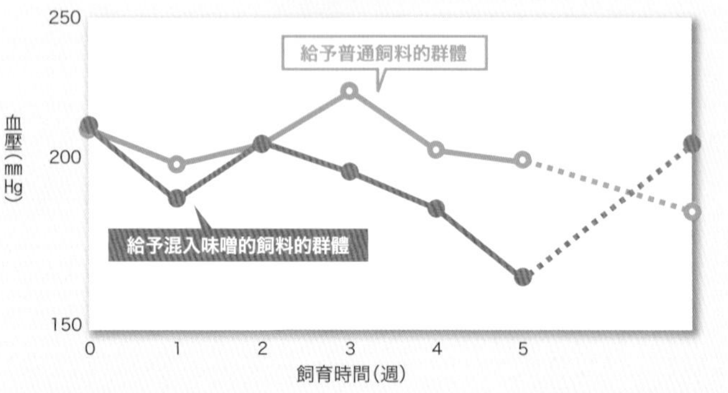

第6週開始雙方都給予普通的飼料。
飼料中融入味噌萃取物的實驗鼠，血壓在第3週開始降低，停止餵食混有味噌的飼料後，血壓就開始回到原本的程度。

味噌是藉由麴菌的力量，讓大豆發酵製成的食品。大豆的蛋白質會在過程中分解，形成胜肽。

我們的身體擁有腎素・血管收縮素系統這個血壓調節機制。在這個結構之中，只要能抑制名為血管收縮素轉化酶（ACE）這種酵素的運作，就能防止血壓升高。

大豆的胜肽之中就存在可以阻擋ACE的物質，所以能夠達到讓血壓降低的效果。

人們將味噌的萃取物（以下仍以味噌稱呼）混入飼料，餵給自然發病的高血壓實驗鼠食用，然後觀測牠們血壓的變化。有攝取到味噌的實驗鼠，血壓明顯開始變得要比沒攝取味噌的實驗鼠還低。而且一旦改為供給普通的飼料，牠們的血壓又會回到原本的程度。

由此可見，味噌真的具備調降血壓的功效。

靠鉀含量豐富的蔬菜與海藻來降低鹽分的傷害

但另一方面，味噌含有較高的鹽分也是不爭的事實。因為也會出現攝取了過多的鹽分而讓血壓上升的情況，所以單單要靠味噌來降低血壓其實也不容易。

只不過，我們這裡希望大家關注的是味噌湯配料的效果。

常用於味噌湯配料的蔬菜、海藻、菇類等，很多食材都含有豐富的鉀。鉀可以促進排出鹽分、也就是排出鈉的作用（參照第30頁）。

除此之外，我們也能期待蔬菜、海藻、菇類內含的膳食纖維，以及豆腐、豆皮等大豆蛋白質發揮同樣的效果。也就是說，只要加入豐富的配料，就有辦法調節鹽分攝取過多所帶來的害處。

（河村幸雄）

配料滿滿的味噌湯

能量62kcal
鹽分0.8g

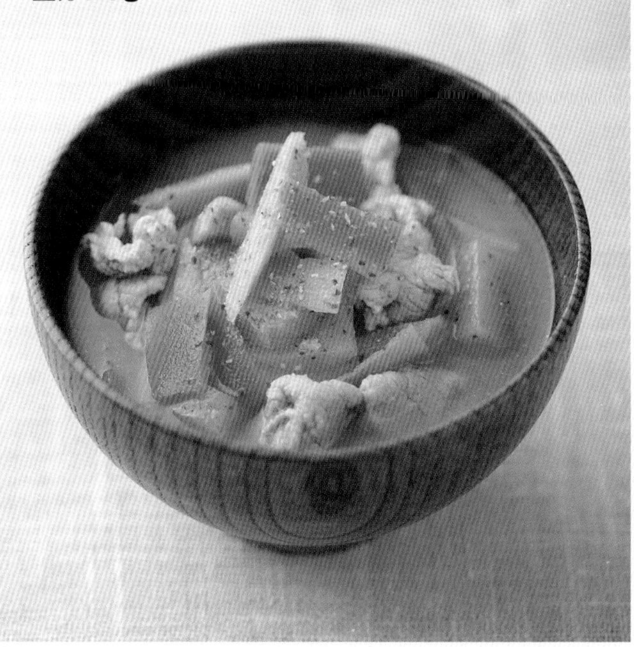

配料滿滿味噌湯的招牌品項

豬肉湯

■材料（1人份）
薄切豬腿肉…20g
紅蘿蔔、牛蒡…各10g
蒟蒻…20g
大蒜(切碎)…¼小匙
味噌…1小匙
七味辣椒粉…少許

■製作方法
1｜豬肉切成方便食用的大小。紅蘿蔔、蒟蒻切成短冊切，牛蒡切成竹葉片形。
2｜將200㎖的水倒進鍋子裡煮到沸騰，再把1和大蒜放進去煮。接著加入味噌調味。
3｜盛入器皿，依個人喜好撒上七味辣椒粉。
（秋山里美）

用芝麻油翻炒蔬菜後再將高湯倒進去

炒蔬菜味噌湯

■材料（2人份）
高麗菜…1片(60g)
紅蘿蔔…⅓根(40g)
洋蔥…⅕顆(50g)
芝麻油…1小匙
高湯…1½杯
味噌…2小匙

■製作方法
1｜將高麗菜切成短冊切，紅蘿蔔細切，洋蔥薄切。
2｜在鍋中熱油，翻炒1。當整體都過油之後，再將高湯倒入。煮滾之後放入味噌煮溶，然後再次煮到沸騰。
（岩崎啓子）

能量58kcal
鹽分0.9g

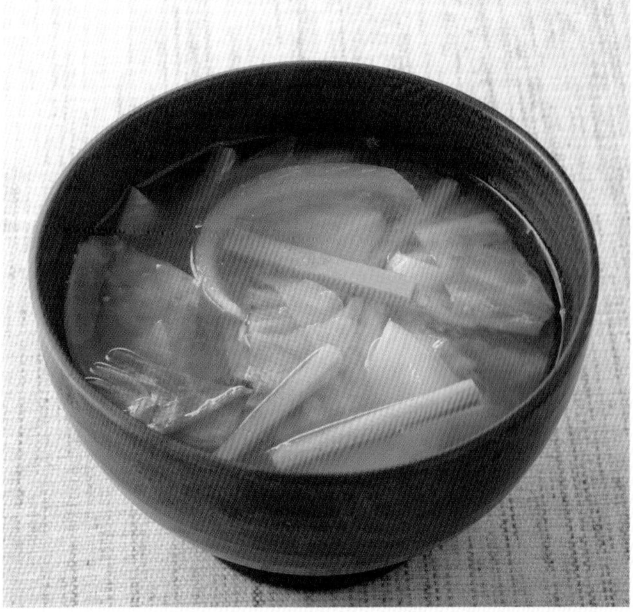

高湯

確實讓【高湯】發揮功效，就能在減鹽的同時還能讓人感到美味

盡可能親手製作 鮮味成分滿點的高湯

因為【高湯】裡含有大量的鮮味成分，能夠提取出素材的風味，所以即便調味清淡，還是能讓人在品嘗的時候感受到「美味」。

高湯昆布含有麩胺酸，柴魚片含有肌苷酸，搭配組合後就能發揮協同效應，具有能夠增加鮮味成分的效果。如果要將燉煮物等調理成清淡風味的話，就把高湯萃取得濃郁一點吧。

藉由充分從天然食材萃取出的高湯香氣，以及各式各樣的成分一同醞釀出的風味與鮮味，即便控制鹽分，也能完成相當美味的味道。

即溶的和風高湯粉（顆粒）也很方便，鹽分為1小匙1.2g，做成100㎖的高湯時，鹽分大概只有0.3g。但也有不少混入化學調味料的品項，這種就不太推薦大家使用。

親手製作的高湯放進冰箱裡可保存2～3天左右。若是放進製冰盒裡凍成高湯塊，就能保存約1個月左右。可以在必要時少量使用，非常便利。

正確的高湯萃取法可參考左邊的說明，請務必要親手做做看，對減鹽大有幫助。

減鹽餐點不可或缺的「高湯」和「高湯醬油」的製作方法

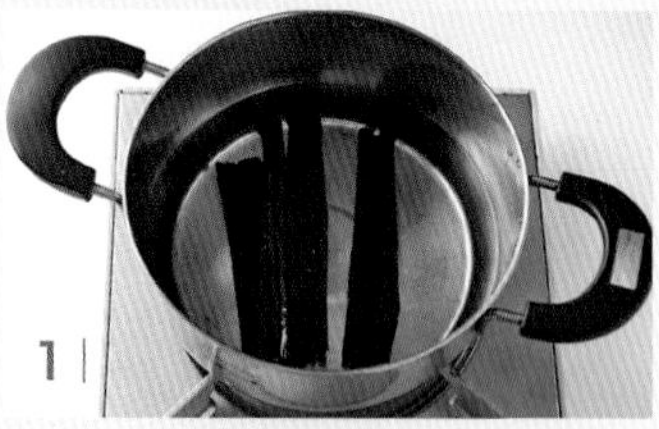

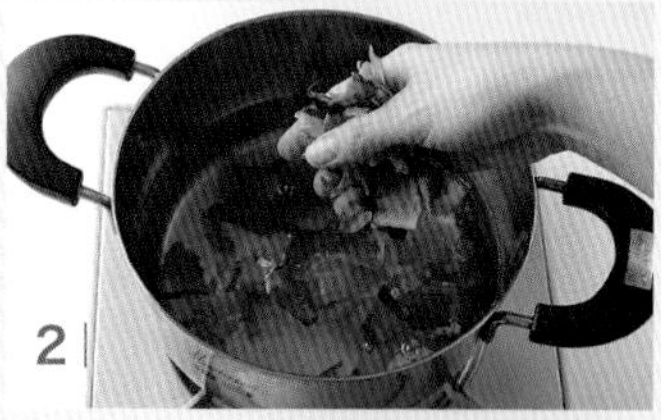

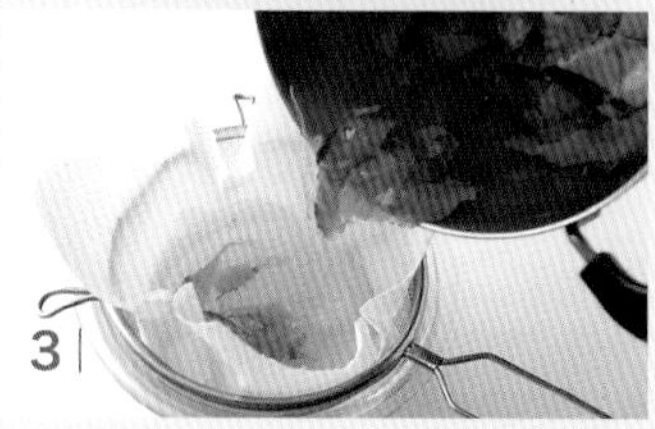

高湯的萃取法

■材料（1人份）

水…2杯（400㎖）
柴魚片…6g
昆布…6g
※照片是3倍的量。
※柴魚片建議選削得較厚的品項。

■製作方法

1｜用乾淨的乾布輕輕擦拭昆布的表面。將水和昆布放進鍋子裡，開弱火。
2｜在煮到沸騰之前將昆布取出，接著放入柴魚片。靜置1分鐘後，開火煮到沸騰後再關火。直到柴魚片沉下去之前都靜置。
3｜在調理碗中鋪上廚房紙巾，過濾2。

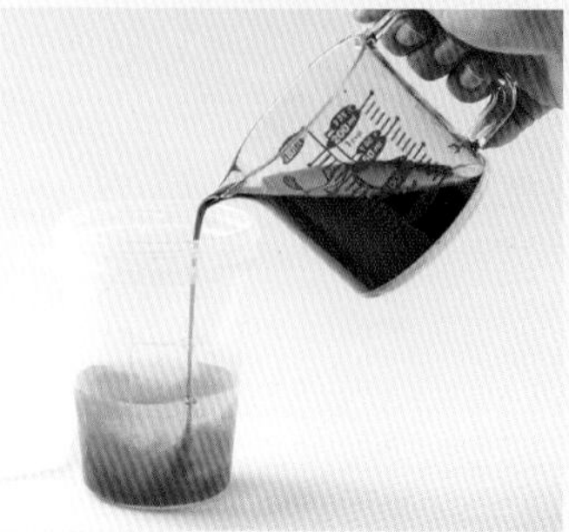

高湯醬油的製作法

■材料（1人份）

醬油…40㎖
高湯…50㎖

■製作方法

1｜量出醬油和高湯的分量。
2｜將1充分攪拌混合，倒進可密閉的容器，接著放進冰箱冷藏保存，於5日內使用完畢。

來製作能夠輕鬆手作的減鹽醬油・「高湯醬油」

將鮮味滿滿的高湯和一般的醬油融合，雖然口味清淡卻帶有韻味的原創減鹽醬油・「高湯醬油」就完成了。

鹽分含量大概只有普通醬油的一半，用於烹調就能增添風味，讓餐點更加美味。

讓清淡的料理變好吃的絕招，就是要確實萃取出高湯。親手調製高湯的時候可以多做一些，然後應用在高湯醬油的調製。

如果不擅長自己調製，也可以妥善活用市面上販售的減鹽醬油等減鹽調味料。

還有，如果要使用普通醬油，將分量減為高湯醬油的一半就沒問題了。

（新 啓一郎、秋山里美）

高湯就是絕招

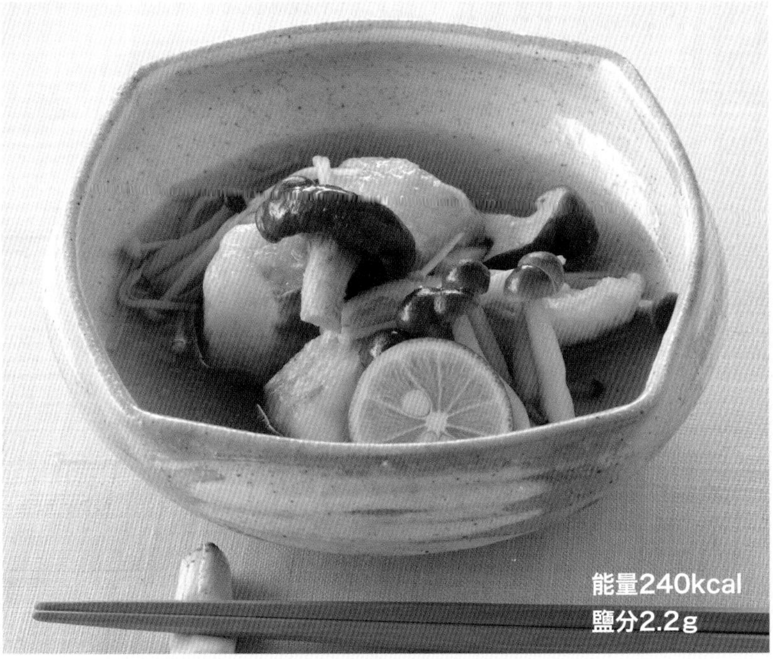

最大限度地活用鮮味，抑制醬油的使用量

白身魚與炸芋頭的香菇湯

■材料（2人份）

白身魚（比目魚，魚片）…1片（80g）
芋頭…4顆（200g）
生香菇…2朵（20g）
鴻禧菇…½包（50g）
金針菇…½包（50g）
鹽…1小撮（0.3g）
A［高湯…2杯
　醬油、味醂…各1小匙
B［高湯…1杯
　醬油、味醂…各1大匙
太白粉…少許
沙拉油…適量
酢橘（薄切圓片）…2片

■製作方法

1｜將白身魚切半，撒上鹽後靜置10分鐘，接著用廚房紙巾擦拭滲出的水分。
2｜削掉芋頭的皮，開弱火水煮，煮到竹籤可以輕鬆穿過的程度後，取出稍微水洗一下，再擦拭水分。
3｜將2放進鍋子裡，加入A，接著開火。煮到沸騰之後轉弱火，再繼續煮5～6分鐘。
4｜香菇切掉菇蒂底部，再對半切開。鴻禧菇同樣切掉菇蒂底部，再剝成小瓣。金針菇切掉根部。將它們放進鍋子裡，接著加入B燉煮，製作香菇湯。
5｜將1和3沾上薄薄一層太白粉，拍掉多餘的粉。
6｜用170度的油油炸5，炸到色澤看起來很美味之後取出，靜置等油瀝掉。接著盛到器皿中，將4連同配料一起淋上去，最後擺上酢橘。

（吉岡英尋）

飲食過量導致的【肥胖】也是高血壓的成因。請以標準體重為目標來修正飲食量吧

肥胖的人只要減下4～5kg就能讓血壓下降

高血壓飲食療法的要點，就是不能只仰賴減鹽。解決【肥胖】的問題也是重要的關鍵。這是因為肥胖這個毛病存在多個導致血壓升高的要因，所以身材越是肥胖，血壓也會隨之變高。

目前已經知道肥胖又伴隨高血壓毛病的人，只要能減少4～5kg的體重，血壓也會降下來。

有肥胖問題的人，請先讓自己接近標準體重

肥胖也有好幾種分類。

其中之一就是體型。將肥胖分為脂肪累積在下半身，也就是所謂的洋梨型「下半身肥胖」，以及以腹部為中心、脂肪累積在上半身的蘋果型「上半身肥胖」。

還有一種視脂肪堆積在哪個身體部位的分類法，這是要看皮下脂肪跟內臟脂肪哪邊較多的區分方式。皮下脂肪較多的肥胖就稱為「皮下脂肪肥胖」，至於內臟脂肪較多的肥胖就是所謂的「內臟脂肪肥胖」。

在這些肥胖類型裡頭，和血壓升高關係密切的，就是上半身肥胖類型中的內

來看看你是不是屬於肥胖的類型

判定的指標是被WHO（世界衛生組織）等國際單位廣泛採用的BMI（Body Mass Index）。這是判斷肥胖與其程度的基準，在日文中稱為「體格指數」。

首先請計算出自己的BMI

BMI ＝ 體重(kg)÷身高(m)÷身高(m)

BMI數值以22為理想體重（標準體重）。如果BMI接近標準的話，請繼續維持下去。超過25的話請減少飲食量，時時把減量放在心上。

●來判斷肥胖程度吧

30以上	肥滿
25以上30未滿	趨近肥胖
18.5以上25未滿	標準
18.5未滿	過瘦

節錄自日本肥胖學會2000年的資料

計算出自己每天需要的能量攝取量

為了修正吃得太多的問題，我們就必須先知道自己適當的能量攝取量（也就是適當的飲食量）。請用以下的算式來計算。

身高(m)×身高(m)×22 × 生活活動等級(kcal) ＝ 適合的能量(kcal)

↓

標準體重

這個部分的算式可以計算出自己的理想體重（標準體重）。

例 身高170cm的公司職員，標準體重為64kg的情況

1.7(m)×1.7(m)×22×25(kcal)
＝1589(kcal)

如上，每天靠飲食獲取的適合能量大約是1600kcal。

↓

低 25～30kcal
- 每天步行約1小時左右
- 主要是輕度作業或桌上作業
- 從事事務職、沒有小孩的家庭主婦等

普通 30～35kcal
- 每天步行約2小時左右
- 主要是站立作業
- 從事製造業或業務工作、有小孩的家庭主婦等

高 35kcal以上
- 每天約有1小時左右的重度身體勞動
- 從事農業、漁業、建築業等工作

臟脂肪型肥胖。內臟被過多的脂肪包覆，就會讓血壓變得難以控制，不只是高血壓，還有併發糖尿病、脂質異常症等生活習慣病的風險。

不管怎麼說，導致肥胖的最大要因就在於過度的飲食，也就是所謂的營養過剩。

要是經由飲食被體內吸收的能量（攝取能量），要比維持生命和供給日常生活中各式各樣活動使用的能量（消費能量）還要多的話，就會產生多餘的能量。

這些多餘的能量會增加體脂肪，引發肥胖問題。

各位首先要做的，就是計算出每天必要的能量（＝1天的總攝取能量）。吃得過多的人，就從修正飲食量來開始做起。

（新 啓一郎、秋山里美）

低卡路里的主菜

捲進雞胸肉和起司，讓人大滿足的一道料理

雞肉高麗菜捲

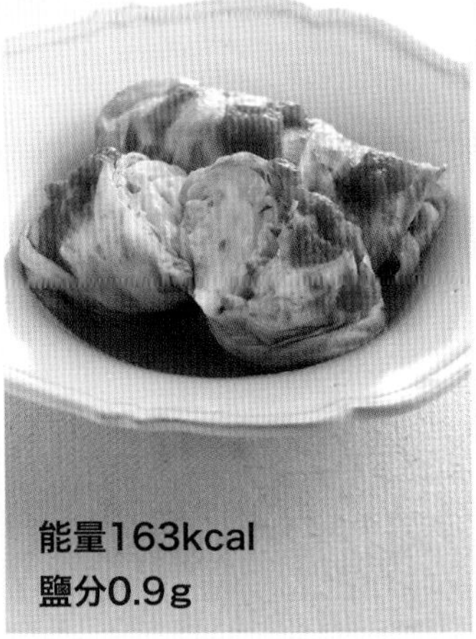

■材料(2人份)

雞胸肉(去皮)…140g
高麗菜…4片(200g)
起司片…1片(19g)
A［酒、太白粉…各適量
B［水…3/4杯
水煮番茄罐頭(切塊)…1/4罐(100g)
顆粒高湯粉…1/2小匙］
鹽、胡椒…各少許

■製作方法

1｜將高麗菜擺在耐熱器皿上，鬆鬆地包上保鮮膜，接著放進微波爐裡加熱3分鐘，等待餘熱散去。將雞胸肉展開，斜向入刀切成均等的4份，再抹上A。接著將起司也切成4份。
2｜將高麗菜展開，在芯的部分斜向入刀，接著各自擺上雞肉和起司包起來。
3｜將**2**擺進鍋子裡，接著加入**B**後開火。煮到沸騰後轉弱火，蓋上蓋子，不過蓋子要稍微留一點空隙，燉煮20分鐘。
4｜將**3**盛入器皿。開中火將鍋子裡的湯汁煮到剩下2/3的量，再用鹽、胡椒調味，最後淋在高麗菜捲上。 (金丸繪里加)

不必開火，用微波爐就能健康又簡單地蒸熟

蒸香菇肉丸

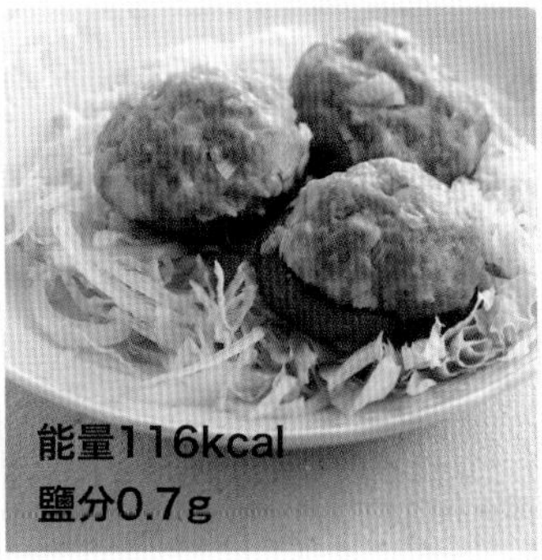

■材料(2人份)

生香菇…6朵(90g)
A［豬絞肉(赤身)…100g
水煮干貝罐頭…大罐1/2罐(40g)
切碎的長蔥…5㎝的量(10g)
醬油、薑泥…各1小匙］
太白粉…2小匙　低筋麵粉…適量　萵苣…4片(60g)

■製作方法

1｜香菇切除蒂頭。萵苣切絲。
2｜將**A**放進調理碗裡，均勻攪拌混合。干貝連同罐子裡的湯汁一起加入。接著放入太白粉，充分攪拌混合。
3｜將低筋麵粉抹在**1**的香菇的菌褶處, 接著填入等量的**2**。
4｜將**3**擺在耐熱器皿上，鬆鬆地包上保鮮膜，接著放進微波爐裡加熱4～5分鐘。
5｜在另一個器皿上鋪上**1**的萵苣，再擺上**4**，最後依個人喜好搭配黃芥末醬或醋醬油。 (金丸繪里加)

外食的選擇

要吃鹽分令人在意的【外食】，餐點選擇就很重要。不要讓努力白費的10個訣竅

脫離外食陷阱的實踐點子

因為時間和價錢的關係，外食都會以滿足感為優先。在外面用餐的時候，留意餐點的選擇，在用餐方式上下點工夫是有其必要性的。

①知道外食場合經常品嘗的菜單的能量與鹽分量

作為挑選餐點時的參考，要記得自己喜愛餐食的數值。

②不要選擇單品餐點，而是餐點數量比較多的定食

特別是吃東西很快的人，選擇餐點數量比較多的品項就能延緩用餐速度，避免飲食過量。

③選擇以魚類為主的日式定食

挑選含有鈣和牛磺酸的魚料理，留下附上的醃漬物和味噌湯不吃。

④丼飯類就把米飯減量

丼飯類的口味較濃郁，米飯的量也比較多，一不小心就會吃下太多的東西，務必注意。

⑤炸物就剝掉一半的麵衣不吃

天婦羅或炸豬排等炸物類的熱量很高，務必注意。

⑥去蕎麥麵店請選配料較多的品項，留下醬汁

不讓血壓上升的聰明外食挑選法與享用法

豬排丼

能量860kcal　鹽分3.5g

丼飯類的鹽分和能量都很高，最好是避免，但也可以減少米飯的量，並留下被醬汁沾到的部分不吃。

義大利肉醬麵

能量930kcal　鹽分2.8g

將較於肉醬，會比較推薦大家選擇油脂較少、配料較多的番茄醬類品項。麵條留下⅕～¼左右的量不吃。

握壽司(中)

能量470kcal　鹽分3.3g

醋飯為了可單獨食用，調味時有使用鹽。請盡可能少用醬油，並留下薑片不吃。

蔬菜炒肉定食

能量740kcal　鹽分7.4g

可以吃到大量蔬菜，非常推薦。醬汁請盡量不要吃到，附上的湯和榨菜留下不吃。

拉麵

能量480kcal　鹽分4.8g

高鹽分，蔬菜又少，請搭配蔬菜料理，或是在餐後喝點蔬果汁。麵湯留下不喝。

鍋燒烏龍麵

能量610kcal　鹽分5.2g

配料很多，在麵類料理之中是較能取得均衡營養的品項，但請將麵湯留下不喝。

天婦羅蕎麥麵

能量640kcal　鹽分3.8g

天婦羅光是麵衣就有240kcal。請剝掉一半的麵衣來降低能量。麵湯請留下不喝。

蝦仁炒飯

能量890kcal　鹽分4.8g

炒飯等調味過的飯料理請留下⅕左右不吃。因為容易營養不足，請挑選配料較多的品項。

味噌鯖魚定食

能量770kcal　鹽分6.2g

燉煮魚的時候會溶入很多鹽分和糖分。湯汁請盡可能不要吃到，附上的醃漬物和味噌湯留下不吃。

牛丼

能量970kcal　鹽分3.5g

因為米飯量多又選用油脂較多的牛五花肉，能量很高。煮汁和紅薑是大忌。

漢堡排定食

能量920kcal　鹽分4.4g

漢堡排是高油脂、高能量的代表性餐點。正在飲食控制或擔心脂質異常症的人請務必留意。附上的湯留下不喝。

牛肉咖哩

能量940kcal　鹽分3.7g

米飯量多，請留下⅓左右不吃，可在點餐時請店家盛少一點的飯。附上的福神漬留下不吃。

吃蕎麥麵或烏龍麵的場合，請挑選山菜蕎麥麵或鍋燒烏龍麵等配料比較多種的品項。

⑦如果吃單品料理，
請追加沙拉或涼拌菜等蔬菜料理

吃單品料理的時候，就追加蔬菜料理或番茄汁等品項，讓營養更均衡。

⑧點鍋物料理時，
就以蔬菜、豆腐、魚、菇類為中心

營養很均衡的鍋物料理，因為能量低所以很推薦食用。請搭配柚子醋享用。

⑨去壽司店時，
請避免鮭魚卵或鯡魚卵等加工食品，
1人份最多10貫

請盡可能少沾醬油。要沾的時候，請用壽司料的部分去沾一點點就好。

⑩如果午餐吃了較油膩的食物，
晚餐請選擇清爽的餐點

午餐時間外食的人，請在早餐和晚餐時補充還不夠的營養，讓一整天的餐點取得營養均衡。

（落合 敏）

靠手作來減鹽！

活用番茄加熱後的鮮味來減少鹽分

燉煮漢堡排

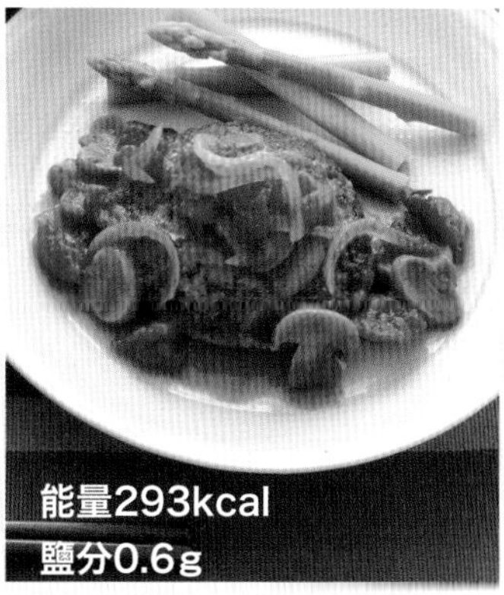

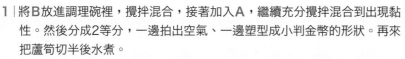

■材料(2人份)

A
- 豬絞肉…100g
- 牛絞肉…50g
- 雞蛋…½顆
- 胡椒、肉豆蔻…各少許

B
- 切細碎的洋蔥…6大匙(50g)
- 麵包粉…2大匙(6g)

綠蘆筍…4條(50g)
洋蔥…½顆(100g)
沙拉油…½大匙

C
- 水煮番茄罐頭(切塊)…¼罐(100g)
- 水煮蘑菇罐頭(切片)…50g
- 月桂葉…½片
- 胡椒…少許
- 醬油…½小匙
- 熱水…½杯(100mℓ)

■製作方法

1｜將B放進調理碗裡，攪拌混合，接著加入A，繼續充分攪拌混合到出現黏性。然後分成2等分，一邊拍出空氣、一邊塑型成小判金幣的形狀。再來把蘆筍切半後水煮。

2｜用平底鍋熱油，接著將1的漢堡排放入，用中火煎到表面呈褐色。接著將洋蔥切圓片放入，稍微炒到軟化後加入C攪拌一下，再蓋上蓋子加熱。

3｜煮滾後，轉弱火繼續煮12～13分鐘，然後將漢堡排和洋蔥盛到器皿上。接著將煮汁稍微煮一下，出現黏性之後淋在漢堡排上，最後擺上蘆筍。

（檢見崎聰美）

減少味噌，將白芝麻醬加進煮汁來減鹽

味噌鯖魚

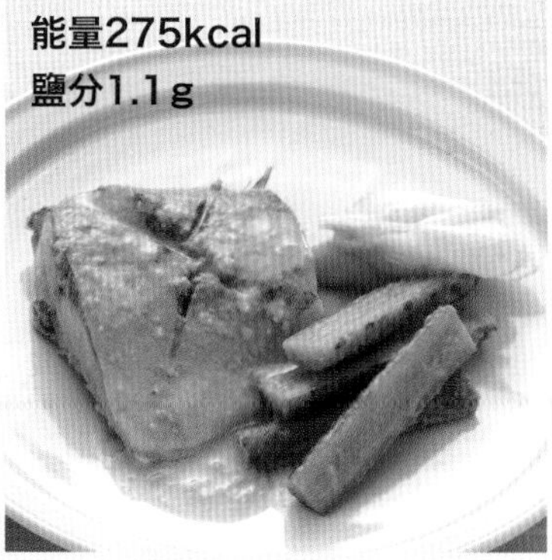

■材料(2人份)

鯖魚…2片(160g)
長蔥…10cm(20g)　牛蒡…¼條(50g)

A
- 昆布(5cm片狀)…1片
- 酒…1大匙　水…1¼杯

味噌…2小匙　砂糖…1小匙
白芝麻醬…10g　薄切薑片…2片

■製作方法

1｜將A放進鍋子裡，靜置20分鐘萃取出高湯。

2｜斜切長蔥。將長度4～5cm的牛蒡縱向對半切開。鯖魚外皮劃上十字刀痕。

3｜開中火加熱1，放入砂糖、牛蒡，煮到沸騰之後轉弱火，繼續煮7～8分鐘。接著轉回中火，將煮汁煮滾，然後放入味噌煮溶，再放入鯖魚並加入薑片。蓋上蓋子，繼續煮15分鐘。

4｜加入長蔥，接著放入白芝麻醬煮溶，讓鯖魚煮到呈現焦糖色。

（檢見崎聰美）

擁有降血壓作用的營養素①

將多餘的鹽分趕出體外、讓血壓下降的【鉀】，就是降血壓的代表營養素

作為幫浦，將鹽分排出體外

關於高血壓患者的飲食生活，在進行減鹽的同時，也希望大家能列入餐食考量的就是【鉀】。

鉀是維持生命不可欠缺的礦物質之一，它可以將體內多餘的鈉（鹽分）排出體外，減輕鹽分帶來的傷害。

在各式各樣的研究中，都有報告表示攝取鉀含量多的餐食，就能讓血壓降低。

鉀大多存在於人體細胞之中（細胞內液），鈉則是大多存在於細胞之外（細胞外液）。它們之間保持一定的平衡，當鉀進入細胞膜，鈉就會被汲取出來。發揮宛如「幫浦」的效用。

然而，一旦鈉攝取過多，鈉也會進入細胞之中。而人體為了降低鈉的濃度，就會讓水分不易排出體外，然後再攝取大量的水分來增加體液量，成為讓血壓升高的原因。

這個時候，如果有充裕的鉀，就能作為幫浦進入細胞，讓鈉被排泄到體外。

鉀會促進腎臟排出鈉的機能，抑制鈉所導致的血壓上升。患有高血壓的人，請積極攝取含有較多鉀的食材。為了預防高血壓，建議每日攝取3500mg的

鉀的主要作用

一般會將血壓維持在正常的狀態。患有高血壓的人，多攝取鉀就能發揮降血壓的效果。

- 確保心臟和腸的肌肉正常運作
- 促進腎臟排出鈉的運作
- 確保手腳肌肉的正常運作

含有較多鉀的食品

可食部分（淨重部分）、基準值的含有量

	食品名稱	基準值	鉀含量
蔬菜(生)	菠菜	1人份(80g)	552mg
	鴨兒芹	1人份(70g)	448mg
	韭菜	1束(80g)	408mg
	南瓜(西洋)	3cm塊狀3塊(90g)	405mg
	茼蒿	1人份(80g)	368mg
	小松菜	1人份(70g)	350mg
	竹筍(水煮)	1人份(60g)	282mg
	長蒴黃麻	1人份(50g)	265mg
根莖類	大和芋	1人份(80g)	472mg
	番薯	中型½條(100g)	480mg
	馬鈴薯	中型1個(100g)	410mg
	芋頭	中型1個(50g)	320mg
水果(生)	酪梨	¼顆(90g)	648mg
	香蕉	1根(120g)	432mg
	麝香哈密瓜(溫室)	¼顆(100g)	340mg
	奇異果	小型1顆(85g)	247mg
	伊予柑	½顆(125g)	238mg
	桃子	1顆(125g)	225mg
	西瓜	⅙顆(180g)	216mg
海藻	鹿尾菜(乾燥)	2大匙(10g)	640mg
	利尻昆布(乾燥)	5cm片狀1片(2g)	106mg
	乾燥裙帶菜	1份(2g)	104mg
	海苔(烤海苔)	1片(3g)	72mg
大豆・大豆製品	納豆	1包(100g)	660mg
	毛豆(水煮)	20個莢(25g)	123mg
	絹豆腐	½塊(150g)	225mg
	黃豆粉	1大匙(6g)	120mg

基準量是成人每人每餐（1次）攝取的推估平均量。節錄自文部科學省「日本食品標準成分表2015年版（七版）」

鉀含量豐富的料理

使用3種鉀含量豐富的食材來排出鹽分的沙拉

酪梨與干貝的番茄沙拉

能量183kcal
鹽分1.0g

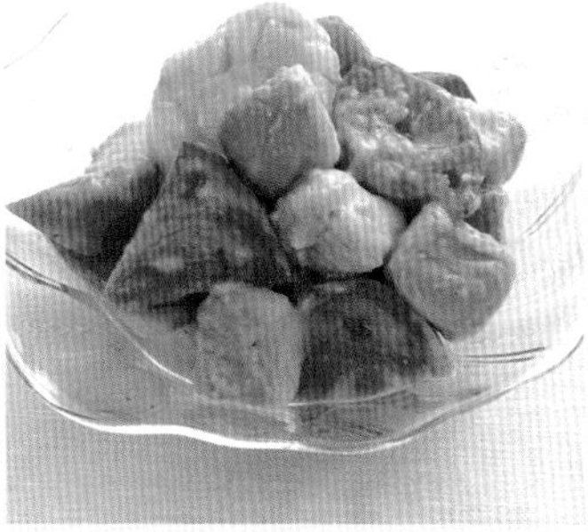

■材料（2人份）

干貝（生食用）…6個（180g）
酪梨…½顆（70g）
番茄…1顆（150g）

A
- 檸檬汁…1大匙
- 橄欖油…1小匙
- 大蒜（磨泥）…½小匙
- 砂糖…⅓小匙
- 鹽…¼小匙
- 胡椒…少許

■製作方法

1｜將干貝稍微水煮一下，對半切成同樣的厚度。酪梨剝皮取出籽之後，切成2cm的方塊狀。

2｜將A放進調理碗裡，充分攪拌混合，接著加入酪梨和番茄攪拌混合。最後加入干貝，稍微拌一下。

（金丸繪里加）

鉀含量豐富的茼蒿與膳食纖維滿滿的金針菇的搭檔組合

茼蒿與金針菇的豆漿味噌湯

能量84kcal
鹽分0.9g

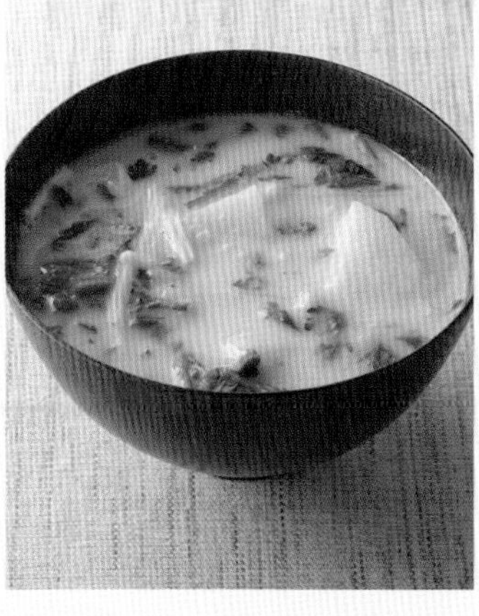

■材料（2人份）

茼蒿…¼束（50g）
山藥…7cm（100g）
金針菇…¼袋（50g）
高湯…1¼杯
豆漿（無機改）…½杯
味噌…2小匙

■製作方法

1｜茼蒿切成2cm的長度，山藥切成銀杏狀，金針菇切掉根部後再切成一半的長度。

2｜將高湯、山藥、金針菇放進鍋子裡，開火蓋上蓋子，煮到沸騰之後轉弱火，再繼續煮10分鐘。

3｜加入豆漿，煮滾之後放入味噌煮溶，接著放入茼蒿，再次煮到沸騰。

（岩崎啓子）

鉀。

水煮再瀝乾的調理方式不需要太多時間

水果、生的蔬菜、豆類、薯・芋類、海藻等食材都含有許多的鉀。不過因為很容易溶於水中，所以進行水煮再瀝乾的調理時請不要花費太多時間。

患有腎臟病的人，可能會因為攝取過量的鉀而引發高血鉀症，所以請和醫師與管理營養師討論。

（新 啓一郎、秋山里美）

擁有降血壓作用的營養素②

抑制讓肌肉收縮的鈣的運作，防止血壓上升的【鎂】

透過研究發現，鎂具備能抑制鈣流進細胞內、確保血壓不要太高的機能。

抑制鈣的運作，讓血壓下降

【鎂】是一種能對保持身體健康發揮重要職責的礦物質，但是以成人為例，它在人體內僅僅只有30g而已。

目前已經知道鎂擁有和「鈣離子通道阻斷劑」這種降血壓藥相同的作用。

鈣離子通道阻斷劑是能堵住鈣進入血管細胞的「洞」，防止鈣的流入、確保血壓不要過高的藥物。

鈣在人的身體裡能產生許多不同的作用，和肌肉的收縮也有關係。

一般來說它在細胞外比較多、在細胞內比較少，但只要受到某些刺激，它便會進入細胞之中，促使肌肉收縮。

如果在血管內發生的話，構成血管的肌肉細胞就會收縮，讓血管內腔變得狹窄，導致血壓升高的結果。

鎂的主要作用

阻擋鈣讓血管收縮的運作，抑制血壓的上升。是為了保持身體健康必須的礦物質。

保持循環系統的健康	幫助醣質的代謝	讓刺激引發的肌肉或神經亢奮正常化

含有較多鎂的食品

可食部分（淨重部分）、基準值的含有量

	食品名稱	基準值	鎂含量
海藻	長昆布（乾燥）	10cm片狀1片（10g）	70mg
	鹿尾菜（乾燥）	2小匙（5g）	32mg
	青海苔（乾燥）	1小匙（2g）	28mg
	烤海苔	1片（2g）	6mg
堅果或種子	杏仁（乾燥）	10顆（15g）	44mg
	落花生（炒過）	20顆（20g）	40mg
	腰果	10顆（15g）	36mg
	核桃	2顆（12g）	18mg
	芝麻（炒過）	1小匙（3g）	11mg
穀物	玄米	飯碗1碗（150g）	165mg
	乾蕎麥麵條（水煮）	1人份（200g）	66mg
	通心粉（水煮）	1人份（230g）	46mg
	玉米（水煮）	½根（80g）	30mg
大豆・大豆製品	納豆	1包（100g）	100mg
	豆腐（絹豆腐）	½塊（150g）	82.5mg
	豆腐（木綿豆腐）	⅓塊（100g）	130mg
	高野豆腐	1個（20g）	28mg
	毛豆（水煮）	20個莢（25g）	18mg
	黃豆粉（全粒大豆、黃大豆）	1大匙（6g）	16mg
	大豆（日本產，水煮）	1大匙（10g）	10mg
魚貝類	金目鯛	1片（100g）	73mg
	松葉蟹（水煮）	兩隻蟹腳（90g）	50mg
	北魷	¼隻（80g）	37mg
	蝦乾（帶殼）	1大匙（8g）	42mg
	蛤仔	帶殼½杯（35g）	35mg
蔬菜	菠菜	1人份（80g）	55mg
	茼蒿	1人份（80g）	21mg
	秋葵	3條（25g）	13mg
	韭菜	1人分（70g）	13mg

基準量是成人每人每餐（1次）攝取的推估平均量。節錄自文部科學省「日本食品標準成分表2015年版（七版）」

而且鎂的作用相對於鈣離子通道阻斷劑要更加穩定，所以只要在日常生活中持續從食品中攝取，就不必擔心副作用的問題。

（新 啓一郎、秋山里美）

鎂含量豐富的料理

用鎂含量豐富的堅果來提高排鹽效果

馬鈴薯與櫻花蝦炒堅果

■材料(2人份)

馬鈴薯…大型1顆(180g)
薑…½片(5g)
鴨兒芹…1束(40g)
花生…20g
櫻花蝦…8g
沙拉油…½大匙
鹽…¼小匙
砂糖…1小撮

能量172kcal
鹽分0.9g

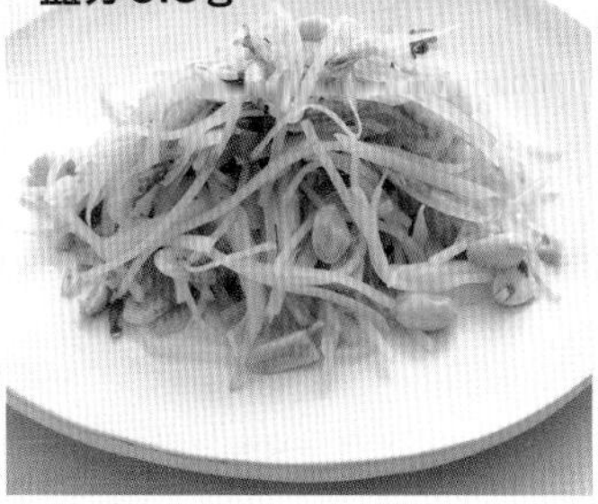

■製作方法

1 將馬鈴薯細切，稍微泡水一下後瀝乾水氣。將薑細切，鴨兒芹切成3～4㎝長。花生壓碎。
2 將油和薑放進平底鍋裡，開中火直到香氣出來，再加入櫻花蝦稍微炒一下。接著放入馬鈴薯，撒上鹽和砂糖，繼續炒2～3分鐘。
3 放入鴨兒芹和花生稍微炒一下，最後盛入器皿中。 (金丸繪里加)

藉由太白粉和絞肉確保豆腐和鹿尾菜溶出的礦物質

豆腐與鹿尾菜的煎雁擬

■材料(2人份)

雞絞肉…50g
木綿豆腐…⅔塊(200g)
鹿尾菜芽(乾燥)…5g
萬能蔥…5條(30g)
A 蛋液…½顆的量
A 薑(磨成泥)…1片的量(10g)
A 鹽…1小撮(0.3g)
A 太白粉…2小匙
芝麻油…½大匙　蘿蔔泥…2㎝的量(80g)　醬油…2小匙

能量196kcal
鹽分1.3g

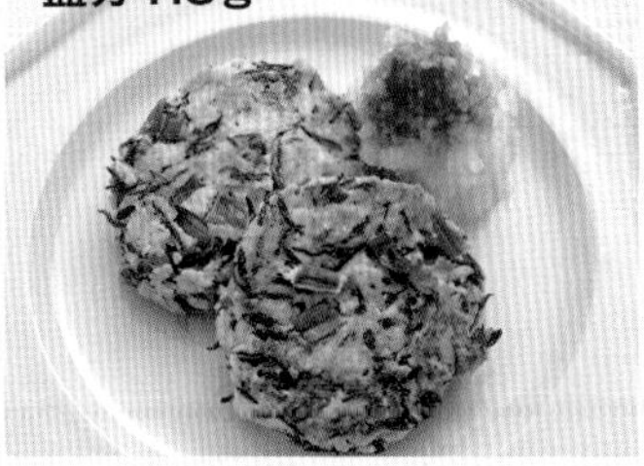

■製作方法

1 將豆腐浸水。鹿尾菜浸水泡開後瀝乾水氣。萬能蔥切成7～8㎝長。
2 將豆腐放進調理碗裡，搗得碎一點，接著放入絞肉、A，充分攪拌混合，然後再放入鹿尾菜和萬能蔥，攪拌混合，最後捏成4～6等分的小判金幣形。
3 用平底鍋熱油，放入2後煎2～3分鐘，呈現褐色後翻面再繼續煎1～2分鐘。
4 盛入器皿中，擺上蘿蔔泥再淋上醬油。 (金丸繪里加)

關於該如何有效率地去攝取鎂

鎂在杏仁、腰果、芝麻等堅果或種子類，以及昆布或鹿尾菜等海藻類的含量都很豐富。

只不過，這些東西如果做成喝酒時的下酒菜，鹽分就會過多，並不推薦大家這麼食用。除此之外，泡麵等即席食品大多含有磷，會妨礙鎂的吸收。

喜愛即席食品的人，必須要注意不要讓鎂攝取不足。還有，如果是腎臟機能較弱的人，要是透過營養食品等補充大量的鎂，就會對腎臟造成負擔，還請大家遵從醫師的指示。（新 啓一郎、秋山里美）

擁有降血壓作用的營養素③

抑制血壓上升、使其安定化的【鈣】，滿足一天必須量是很重要的

血壓高的人沒有攝取過多的鈣，但是細胞中的鈣卻處於過剩的狀態。

除此之外，血液中的鈣濃度雖然比較低，然而隨著尿液被排出的鈣量卻增加了。明明已經是不足的狀態，結果鈣卻不斷地流失。

鈣質不足是高血壓的一大原因

【鈣】是人體內最多的礦物質。大家都知道它是形成骨骼和牙齒的元素，不過它同時也扮演了降低血壓、使其維持安定的角色。

鈣不足的話，體內的鈉（鹽分）含量就會增加，血壓也隨之升高。

要是這個缺乏的狀態持續下去的話，為了供給全身，人體就會從宛如儲藏庫的骨骼流出鈣，

這些鈣會附著在血管壁上面，成為誘發高血壓的其中一個原因。

還有，從骨骼流出的鈣也會進入血管細胞，因而讓血管收縮，最後血壓就上升了。

這些問題就被稱為鈣的「代謝異常」。

含有較多鈣的食品

可食部分（淨重部分）、基準值的含有量

	食品名稱	基準量	鈣含量
牛奶・乳製品	艾曼塔起司	1片(30g)	360mg
	脫脂牛奶(脫脂奶粉)	4大匙(24g)	264mg
	低脂牛奶	1杯(180g)	234mg
	普通牛奶	1杯(180g)	198mg
	切達起司	1片(20g)	148mg
	加工起司	1片(20g)	126mg
	優格(全脂無糖)	1人份(100g)	120mg
大豆・大豆製品	雁擬	1個(80g)	216mg
	豆腐(絹豆腐)	½塊(150g)	86mg
	油豆腐	½片(70g)	168mg
	高野豆腐	1個(20g)	126mg
	木棉豆腐	⅓塊(100g)	86mg
魚貝類	泥鰍	5～6條(50g)	550mg
	西太公魚	5～6條(80g)	360mg
	蒲燒鰻魚	1串(80g)	120mg
	疊鰯	3片(10g)	97mg
	油漬沙丁魚	3條(25g)	88mg
	牡蠣	5個(100g)	88mg
	沙丁魚(真鰯)	2條(100g)	74mg
	櫻花蝦(乾燥)	1大匙(3g)	60mg
	蛤仔	帶殼½杯(35g)	23mg
蔬菜	蘿蔔葉	1人份(70g)	182mg
	長蒴黃麻	1人份(70g)	182mg
	蕪菁葉	1人份(70g)	175mg
	小松菜	1人份(80g)	136mg
	京菜	1人份(60g)	126mg
	油菜	1人份(70g)	112mg
	落葵	1人份(70g)	105mg
	茼蒿	1人份(70g)	84mg
	青江菜	1人份(70g)	70mg
	蘿蔔乾絲	1人份(10g)	50mg

基準量是成人每人每餐（1次）攝取的推估平均量。節錄自文部科學省「日本食品標準成分表2015年版（七版）」

鈣含量豐富的料理

營養均衡滿分。令人大感滿足的中華風調味

中華風牛奶燉油豆腐

■材料(2人份)

油豆腐…1片(150g)
綠蘆筍…3條(50g)
洋蔥…¼顆(40g)
紅蘿蔔…⅓條(40g)
芝麻油…½大匙
A
- 牛奶…¾杯
- 雞湯塊…¼個
- 蠔油…⅓小匙
- 鹽、胡椒…各少許

太白粉…1小匙

能量221kcal
鹽分0.8g

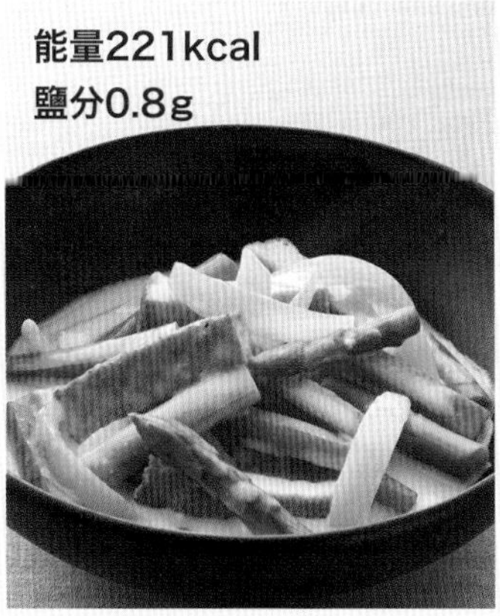

■製作方法

1｜將油豆腐水煮2～3分鐘，去掉油分，然後切成細長的條狀。蘆筍切成4㎝的長度。洋蔥細切成7～8㎜寬。紅蘿蔔切成5㎜寬的條狀。

2｜用平底鍋熱油，放入1翻炒。洋蔥炒到呈現透明之後，加入A。煮到沸騰之後，將2小匙的水加入太白粉攪拌，接著繞著圈倒進鍋子裡勾芡。

(檢見崎聰美)

用裙帶菜來為富含鈣的起司增添鎂

裙帶菜與起司的煎豬肉捲

■材料(2人份)

豬腿肉(涮涮鍋用)…8片(160g)
裙帶菜(鹽藏)…60g
加工起司…20g
A［低筋麵粉、水…各1大匙
麵包粉…3大匙(10g)
橄欖油…2小匙
迷你番茄…4個(60g)
美生菜…6片(30g)

能量266kcal
鹽分0.8g

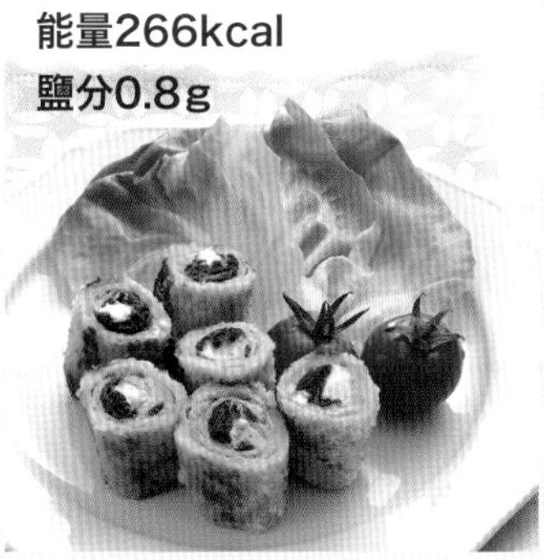

■製作方法

1｜將裙帶菜用水洗一下後瀝乾水氣，然後切得長一點。起司切成4等分。

2｜將兩片豬肉縱向排列，然後把¼量的裙帶菜和起司放上去，從自己這一邊往前方捲起，製作出4條肉捲。接著把充分攪拌混合的A塗抹在表面，再沾上麵包粉。

3｜用平底鍋熱油，開較弱的中火將2一邊翻動一邊均勻煎好。

4｜每條豬肉捲切成3等分，盛入器皿中，最後擺上迷你番茄和美生菜。

(金丸繪里加)

每天有效率地攝取600mg的鈣

為了不要引發前述的鈣代謝異常，解決鈣攝取不足的問題是有其必要的。請大家記得每天至少要攝取600mg的量。

牛奶或乳製品、小魚、蝦乾、海藻、綠色黃色蔬菜等食品都含有豐富的鈣。在這裡面，牛奶或乳製品被人體吸收率很高，是很有效的鈣供給源，每天的餐食請都不要忘記它們。如果不喜歡牛奶，也可以把無糖的原味優格運用在料理之中，或是用茅屋起司來製作沙拉等餐點。

進行適當的日光浴，也有助於促進鈣吸收的活性型維生素D的生成。

（新 啓一郎、秋山里美）

擁有降血壓作用的營養素④

讓交感神經運作、穩定血壓的【牛磺酸】，是希望大家透過魚貝類積極攝取的營養素

緩解壓力所造成的交感神經緊張

所謂的【牛磺酸】，是一種在章魚、烏賊、牡蠣、蝦子等魚貝類之中蘊含量豐富的胺基酸。

因為它是能量飲料也常搭配使用的成分，所以應該很多人都聽過這個名字吧。

牛磺酸在胺基酸裡面是屬於含有硫的「含硫胺基酸」，能對神經、肌肉、內分泌等器官發揮重要的作用。

這種含硫胺基酸具備抑制交感神經緊張，讓血壓下降的能力。

因為壓力、疲勞、不安、憤怒等導致交感神經緊繃的時候，名叫膽固醇的荷爾蒙就會開始分泌，讓血壓和脈搏數上升。若是強烈的緊張狀態持續下去的話，血管就會變硬，血管壁也會變得更容易吸收膽固醇，成為動脈硬化的原因。

交感神經無法靠自己的意志去控制。

但是牛磺酸這種含硫胺基酸在作用之後可以抑制交感神經的緊張，緩解膽固醇帶來的傷害。

也就是說，牛磺酸能夠在抑制血壓上升與膽固醇的吸收方面派上用場。

提高肝臟機能，減少膽固醇

牛磺酸的作用可以提升肝臟的解毒機能，降低血液中的膽固醇。

膽汁酸（分解脂肪時必要的消化液）這種分泌自肝臟的物質，其構成材料就是血液裡面的膽固醇。肝臟要分泌膽汁酸的時候，牛磺酸就是必要的存在。

意思就是，只要我們好好地補給牛磺酸，就能增加由膽固醇轉化的膽汁酸量，讓膽固醇的消耗效率變好。

牛磺酸還擁有讓膽汁酸更容易排出體外的作用，所以減少血液裡面的膽固醇以後，還可以預防容易因為膽固醇而引起的膽石症等毛病。

在魚貝類之中，含有最多牛磺酸的就是海螺了。每100g（小型約3個）就含有1536mg的量。

含有較多牛磺酸的食品　可食部分（淨重部分）、基準值的含有量

食品名稱	基準量	牛磺酸含量
章魚	100g	871mg
烏賊	110g（淨重70g）	848mg
牡蠣	5個（淨重70g）	814mg
海螺	1個（淨重50g）	768mg
鰤魚血合肉	70g	471mg
松葉蟹	140g（淨重100g）	450mg
帆立貝	140g（淨重70g）	380mg
九孔	1個（淨重30g）	375mg
真鯛	1片（淨重100g）	339mg
蛤仔	帶殼175g（淨重70g）	266mg
秋刀魚	1條（200g・淨重140g）	262mg
明蝦	5隻（淨重100g）	199mg
鰹魚	生魚片5片（100g）	167mg
北魷	½隻（淨重100g）	159mg
鱈魚	1片（淨重100g）	135mg
喜知次	1條（淨重100g）	120mg

基準量是成人每人每餐（1次）攝取的推估平均量。節錄自資料「（社）大日本水產協會魚類普及委員會」

以主要的魚貝類為例，次於海螺的是烏賊的1212mg、牡蠣的1163mg、鮪魚血合肉（體側或背骨周邊帶紅色的部分）的954mg（以上都是每100g蘊含的數值）。

擔心血壓或膽固醇的人，推薦將脂肪含量較多的牛肉等食材換成這些魚貝類來享用。

每個禮拜2~3次、每次攝取1000mg左右的程度是比較理想的。

（板倉弘重）

牛磺酸含量豐富的料理

組合低卡路里的食材快炒一番

鹽炒烏賊、山藥與青椒

能量131kcal
鹽分1.0g

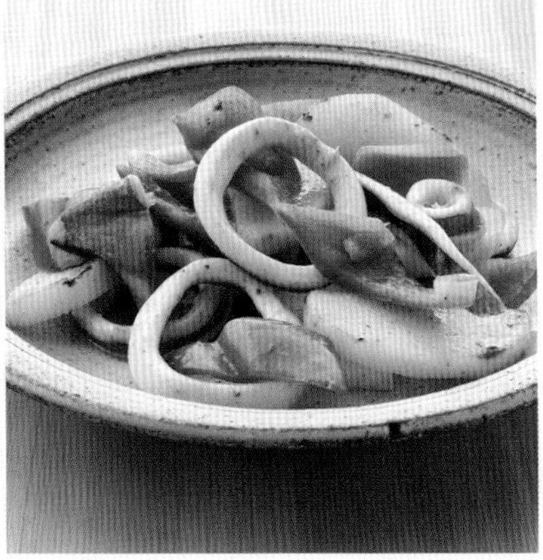

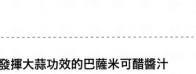

■材料（2人份）

烏賊…1隻（150g）
山藥…18～20㎝（150g）
青椒…4個（100g）
橄欖油…½大匙
鹽…¼小匙

■製作方法

1｜去除烏賊的內臟，將身體切成7～8㎜寬的環狀，其餘部位切成方便食用的大小。山藥切成7～8㎜寬的半月形，青椒隨意切塊。
2｜用平底鍋熱油，放入烏賊後翻炒。等到顏色變了就加入蔬菜繼續炒，再撒上鹽。

（檢見崎聰美）

推薦使用能發揮大蒜功效的巴薩米可醋醬汁

章魚、馬鈴薯與酪梨沙拉

能量193kcal
鹽分0.9g

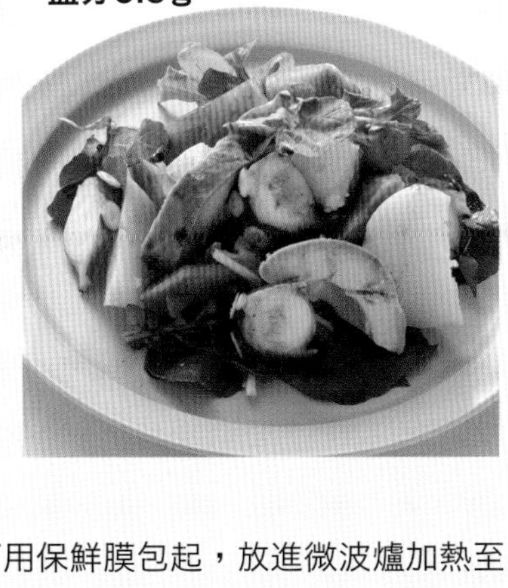

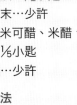

■材料（2人份）

章魚（水煮）…100g
馬鈴薯…1顆（100g）
酪梨…½顆（淨重80g）
番茄…1顆（160g）
芝麻菜…2株（20g）
A
- 橄欖油…½小匙
- 大蒜末…少許
- 巴薩米可醋、米醋、水…各1小匙
- 鹽…⅕小匙
- 胡椒…少許

■製作方法

1｜將馬鈴薯用水洗一下，在帶皮狀態下用保鮮膜包起，放進微波爐加熱至少2分鐘。接著將皮剝除，切成梳子形。
2｜章魚切成5㎜厚，酪梨取出籽後也切成5㎜厚，番茄隨意切塊，芝麻菜切成3㎝長。
3｜將1和2盛入器皿中，淋上充分攪拌混合後的A醬汁。 （岩崎啓子）

擁有降血壓作用的營養素⑤

高血壓、心肌梗塞、腦中風，就靠鯖魚、秋刀魚、沙丁魚等青背魚含有的【EPA・DHA】來防範未然

積極地食用青背魚，就能預防血栓症和高血壓

如果你是注重健康的人，肯定有聽過EPA（二十碳五烯酸）和DHA（二十二碳六烯酸）這些名詞吧。它們都是屬於多元不飽和脂肪酸這種成分的一種，魚油之中就富含這些成分。

脂肪酸進入人體內以後，就會成為前列腺素和血栓素等物質的材料。它們也被稱為生理活性物質，肩負讓血液容易凝固或不容易凝固的職責。

至於生理活性物質會讓血液容易凝固還是不容易凝固，是取決於作為材料的脂肪酸種類。而EPA和DHA所構成的生理活性物質整體來說會抑制血小板

含有較多EPA・DHA的魚

可食部分每100g的mg

EPA	食品名稱	DHA
750	蒲燒鰻魚	1300
1300	喜知次(生)	1500
240	鮭魚(白鮭，生)	460
690	鯖魚(真鯖，生)	970
1500	秋刀魚(帶皮，生)	2200
2100	筋子	2400
420	日本叉牙魚(生)	520
450	鰤魚(養殖，生)	910
220	海鰻(生)	620
940	鰤魚(生)	1700
27	黑鮪魚(赤身，生)	120
780	沙丁魚(生)	870

節錄自文部科學省「日本食品標準成分表2015年版（七版）」

簡單而且夠分量，能品嘗沙丁魚美味的一道料理

沙丁魚捲

■材料(2人份)

沙丁魚(剖開)
…2條(140g)
山藥…4㎝(60g)
彩椒…⅛個(25g)
杏鮑菇…小型1支(50g)
青紫蘇…2片(2g)
A 醬油…2小匙
A 味醂…1小匙
A 胡椒…少許
檸檬…⅛顆(20g)

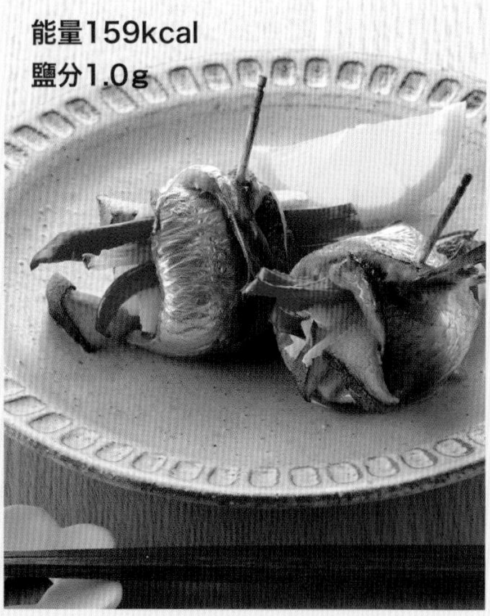

■製作方法

1. 將沙丁魚縱向對半切開，然後用均勻攪拌混合的A調味。
2. 將山藥、彩椒細切，杏鮑菇切半後再細切，青紫蘇縱向對半切開。
3. 將青紫蘇擺到沙丁魚上，接著再擺上其他的蔬菜和杏鮑菇，然後捲起來用牙籤固定。
4. 放進烤箱烘烤10分鐘，取出後擺上切成梳子形的檸檬。

(岩崎啓子)

的凝結，也就是朝著讓血液不容易凝固的方向去運作的。

因此，只要血液裡面的ＥＰＡ和ＤＨＡ增加，就能有效預防心肌梗塞、腦梗塞、血栓症等問題。

生理活性物質還有另一項重要的任務，就是負責讓血管擴張或收縮的工作。

ＥＰＡ和ＤＨＡ所構成的生理活性物質是屬於讓血管擴張的類型，所以透過食用魚類來攝取ＥＰＡ和ＤＨＡ，對於高血壓患者而言是很棒的選擇。

（中村丁次）

鹽在烤之前才撒，即使量不多也能確實感受到鹽的風味

鹽燒秋刀魚佐土佐酢橘醬

■材料(2人份)

秋刀魚…小型2條(300g)

A
- 醬油…⅖小匙
- 擠出的酢橘汁…½顆的量
- 水…90mℓ
- 柴魚片…1袋(3g)

鹽…2小撮(0.6g)

酢橘…1顆

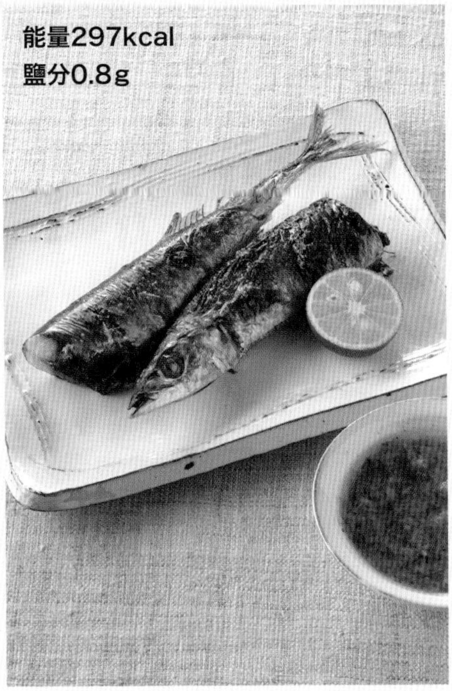

■製作方法

1｜用廚房紙巾擦去秋刀魚的水分之後，切成一半，要烤之前才撒上鹽。

2｜將A除了柴魚片以外的材料均勻攪拌混合。柴魚片用手捏起一點一點加入，製作土佐酢橘醬。

3｜將1盛入器皿中，擺上對半切開的酢橘，最後將2放入另一個器皿擺在一旁沾取用。（吉岡英尋）

活用水煮沙丁魚的紮實風味、頗具分量的主菜

燉煮水主沙丁魚佐豆腐與萵苣

■材料(2人份)

水煮沙丁魚罐頭…1罐(固形物135g)

木綿豆腐…½塊(150g)

萵苣…½顆(150g)

薑…1片(20g)

A
- 酒…3大匙
- 醬油…2小匙
- 水…¾杯

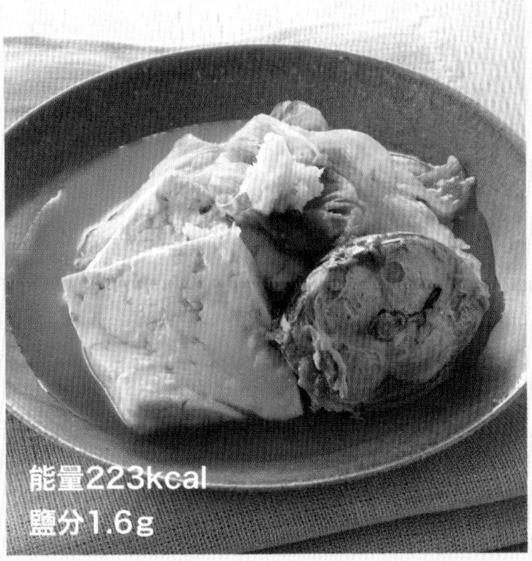

■製作方法

1｜豆腐瀝乾水氣後切成4等分。萵苣剝成大片，薑磨碎。

2｜將A和一半的薑放進鍋子裡，煮到沸騰之後再放入豆腐。煮到第二次沸騰之後，放入沙丁魚、萵苣，蓋上蓋子，燉煮3～4分鐘。

3｜連同湯汁一起盛入器皿中，最後擺上剩下的薑。（岩﨑啓子）

第3章

〈降血壓的食物〉

有效攝取降血壓食品的知識與技巧

薯・芋類

富含鉀和膳食纖維的【薯・芋類】是能擊退高血壓的長壽食品

世界上的長壽村共通之處就在於食用薯・芋類

南美洲的厄瓜多有個名為比爾卡班巴的地方，那裡是世界知名的長壽地域。當地人會將一種名為絲蘭的灌木根部纖維較多的部分和玉米拿來當成主食，也常吃小粒的芋類。

此外，根據ＷＨＯ（世界衛生組織）的調查，發現位於中國南部的貴陽，那裡的高血壓患者相當少。當地人也是以玉米、大豆、小粒的芋類為主食。

長壽村的共通之處，就是經常食用薯・芋類。薯・芋類之所以對長壽有所助益，是因為它富含鉀和膳食纖維。鉀和膳食纖維能夠防範鈉這個鹽分的成分，達到預防高血壓的作用。

雖然鉀和鈉都是我們的身體不可欠缺的重要礦物質，但是鹽分攝取過多，使得體內的鈉增加的話，細胞中的鈉也會跟著增多。鈉具有牽引水的特性，因此，一旦有過多的鈉進入細胞就會處於水腫的狀態。這個現象會在建構血管壁的細胞上發生，讓血管壁隆起，血液的通道就因此變窄了。最後，血管就必須施加壓力，導致血壓的上升。

不過，如果這個時候有攝取充足的鉀，細胞膜上宛如幫浦的部分就會將鉀拉進來，把鈉趕出去。被趕出來的鈉就會跟著尿液一同被排出。

另一方面，膳食纖維也擁有吸附鈉，跟隨糞便一起排出體外的作用。這會減少人體對鹽分的吸收。

人們調查了會食用很多薯・芋類的長壽地域居民，從他們的尿液中發現這些人比其他地方的人攝取了更多的鉀。另外，比較鈉跟鉀的攝取量之後，也發現鈉是鉀的3倍以下。

我們應該學習長壽村的人們，將富含鉀的馬鈴薯、芋頭、山藥等薯・芋類廣泛地納入飲食生活，來作為高血壓的預防對策。

（家森幸男）

加入紅色和黃色的配料，讓色彩更豐富

馬鈴薯沙拉

能量125kcal
鹽分0.5g

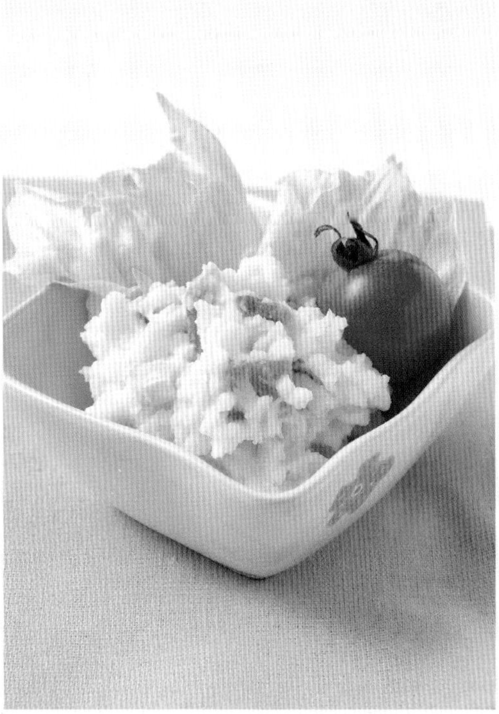

■材料（1人份）

馬鈴薯…80g
紅蘿蔔…10g
甜玉米（罐裝）…10g
A ┌ 美乃滋…1½小匙
　│ 鹽…0.3g
　└ 砂糖…½小匙
萵苣…10g
迷你番茄…1顆（10g）

■製作方法

1｜將馬鈴薯水煮後，在還是熱騰騰的狀態下搗碎。紅蘿蔔切成小塊之後水煮。
2｜將馬鈴薯、紅蘿蔔、甜玉米和A放進調理碗裡，均勻攪拌混合。
3｜盛入器皿中，最後擺上萵苣和迷你番茄。

（秋山里美）

香橙的香氣將芝麻的韻味提取出來

香橙拌芋泥

能量80kcal
鹽分0.4g

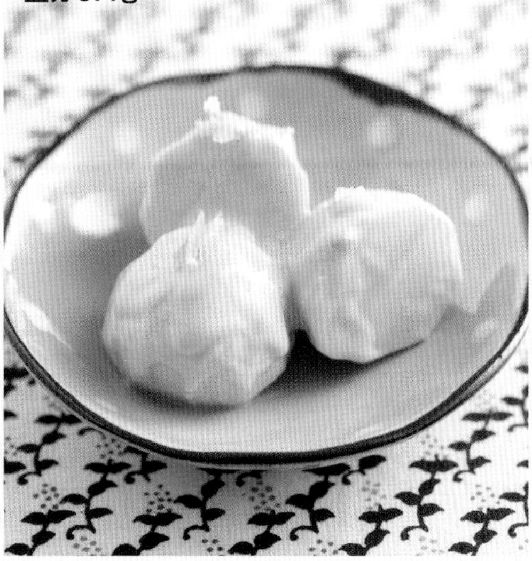

■材料（1人份）

芋頭…70g
A ┌ 味噌…1小匙
　│ 白芝麻醬、味醂…各½小匙
　└ 高湯…2小匙
香橙皮…少許

■製作方法

1｜將芋頭切成½～¼的大小之後水煮。
2｜將A均勻攪拌混合，接著加入切細碎的香橙皮，然後再次均勻攪拌混合。
3｜將1和2拌在一起。

（秋山里美）

這些營養大多存在於皮和棉狀物之中，請將棉狀物稍微留下一點，連同皮一起享用吧。

（新 啓一郎、秋山里美）

【南瓜】中含有很多能預防高血壓和動脈硬化的維生素E

維生素E的抗氧化作用可以防止血壓上升

會用於料理的主要是日本南瓜和西洋南瓜（市面上常見的品項）兩個種類。日本南瓜具有黏性，和醬油非常相襯；西洋南瓜甜味佳，口感鬆軟。無論哪一種的營養價值都很高，特別是胡蘿蔔素、維生素C與E、膳食纖維都很豐富（請參照左上圖）。

維生素E可以守護身體不受活性氧影響，擁有預防高血壓和動脈硬化的功用。其中的機制如下。

所謂的活性氧，就是體內的氧氣變質，成為會傷害人體的東西。血液中的膽固醇會因為活性氧而加速氧化，附著在血管內壁上。接下來，血管壁就會越變越厚，引發動脈硬化，導致血壓變得越來越高。而維生素E可以抑制這段過程的進行。

南瓜除了鉀、鋅等礦物質以外，也含有豐富的維生素C、B_1、B_2。維生素B_1和B_2分別能將醣質和脂質有效轉換成能量，也擁有預防肥胖的效用。

因為也富含膳食纖維，所以有助於消除便秘問題，還能促進體內多餘的膽固醇排出。

皮含有能預防動脈硬化的豐富β-胡蘿蔔素

β-胡蘿蔔素能夠在體內轉換成預防動脈硬化的維生素A。

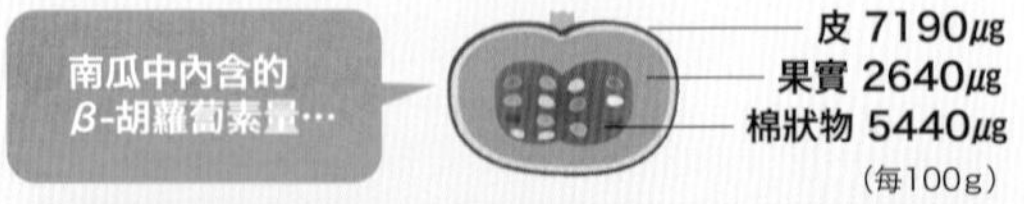

西洋南瓜與日本南瓜的營養素

種類	胡蘿蔔素(μg)	維生素C(mg)	維生素E(mg)	膳食纖維(g)
西洋南瓜	4000	43	4.9	3.5
日本南瓜	730	16	1.8	2.8

胡蘿蔔素為β-胡蘿蔔素的量，維生素E為α-生育酚的量
可食部分每100g的數值。μg為100萬分之1g
節錄自文部科學省「日本食品標準成分表2015年版（七版）」

將以甜味為特徵的南瓜拌上芝麻醋

南瓜拌芝麻醋

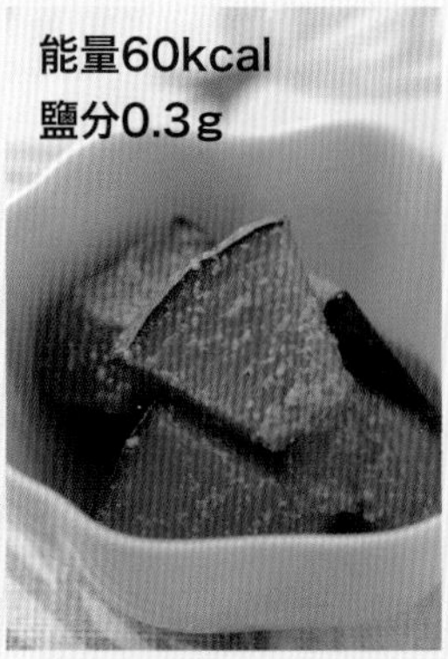

能量60kcal
鹽分0.3g

■材料(1人份)

南瓜…50g　熟炒白芝麻…⅓小匙

A
- 醋…1小匙
- 高湯…2小匙
- 高湯醬油*…⅔小匙
- 砂糖…½小匙

*請參照第24頁的製作方法

■製作方法

1 將南瓜切成3～5㎜厚的扇形後水煮。
2 將白芝麻磨碎後和A充分攪拌混合。
3 要食用之前將1和2拌一下。　（秋山里美）

把南瓜絲稍微煮一下，做出嶄新的清爽沙拉

南瓜絲沙拉

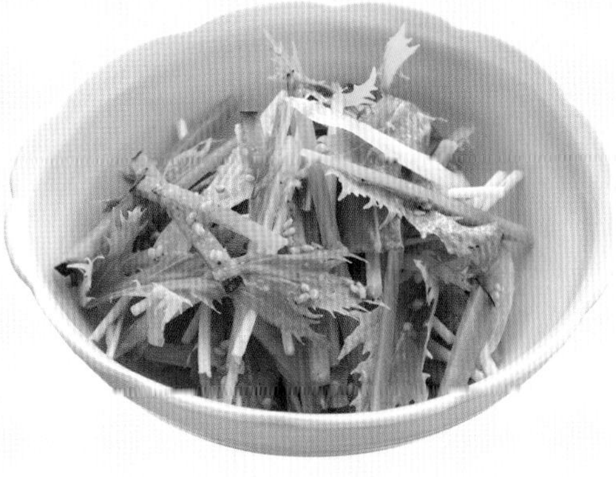

能量66kcal
鹽分0.5g

■材料(2人份)

南瓜…50g
洋蔥…10g
水菜…¼束(40g)
A
沙拉油…1½小匙
熟炒白芝麻…⅔小匙
醋…2小匙
醬油…1小匙

■製作方法

1 將南瓜切絲後水煮，接著瀝乾水氣。洋蔥薄切泡水後瀝乾水氣。水菜切成5cm長。
2 將1放進調理碗裡，充分攪拌混合，接著盛入器皿中。將A充分攪拌混合，在食用之前再淋上去。

（秋山里美）

靠培根與起司的鹽味提取出甜味

南瓜起司燒

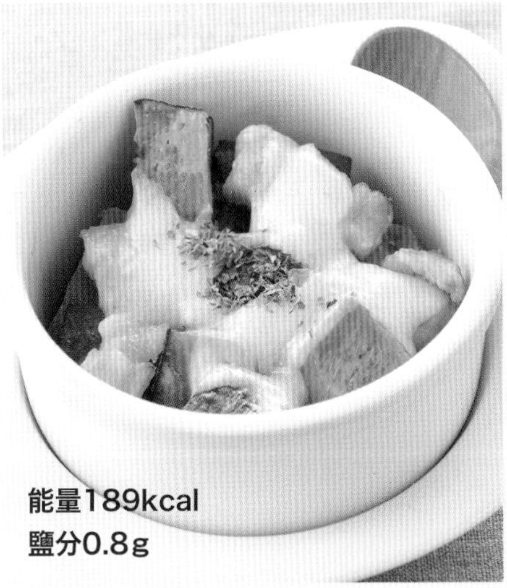

能量189kcal
鹽分0.8g

■材料(1人份)

南瓜…60g
培根…20g
披薩用起司…15g
胡椒…適量
巴西利(乾燥)…適量

■製作方法

1 將南瓜切成5mm厚。培根切成5mm寬。
2 將南瓜和培根放進小烤皿後，放上起司和胡椒，接著放進烤箱烘烤10分鐘左右，最後撒上巴西利。

（野口律奈）

乾燥昆布細切後就變成美味的配料之一

南瓜味噌湯

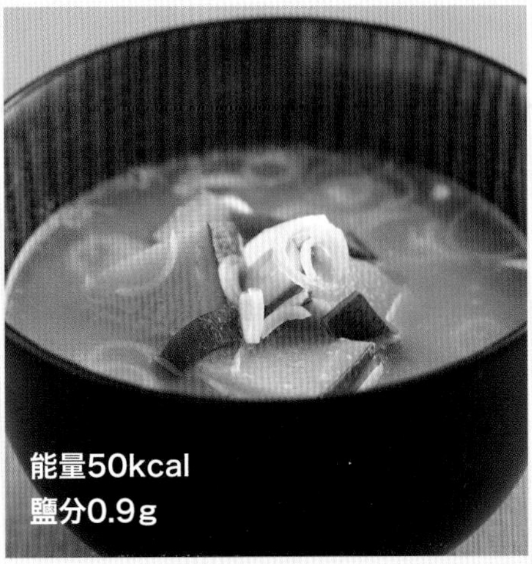

能量50kcal
鹽分0.9g

■材料(1人份)

南瓜…20g
蔥…5g
昆布(乾燥)…2g
A
白芝麻醬…½小匙
味噌…1小匙

■製作方法

1 將南瓜切成薄又方便食用的大小。蔥切成蔥花，昆布用剪刀之類的器具剪成小塊。
2 將昆布和水200mℓ放進鍋子裡，煮到沸騰之後，放入南瓜。
3 南瓜煮到變軟之後，將充分攪拌混合的A放入。
4 盛入器皿中，最後撒上蔥花。

（秋山里美）

蘋果

【蘋果】是天然的降血壓藥物，蘊含的鉀能夠斬斷促成高血壓的因子

吃完的隔天 可確認降血壓效果

【蘋果】含有豐富的鉀，可以促使鈉被排出體外，讓血壓下降。

此外，血壓上升原因之一的正腎上腺素，還有跟升血壓作用最強的血管張力素Ⅱ生成有關的腎素，鉀都能抑制它們的分泌。

此外，鉀也具有讓末梢血管擴張的作用，藉由讓血液循環狀況變好來降低血壓。而且鉀還能透過調節自律神經的運作，抑制交感神經亢奮，發揮降血壓的機能。

吃蘋果讓血壓下降

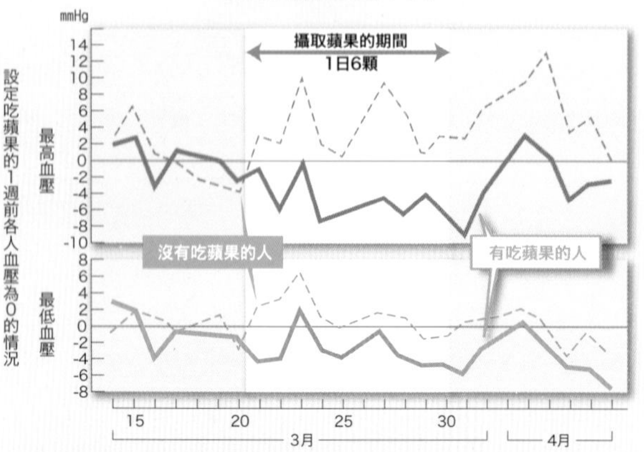

以秋田縣的農家為對象的實驗。調查在一定期間內有吃蘋果的族群跟沒吃蘋果的族群之血壓變化，結果發現有吃蘋果的族群，無論是最高還是最低血壓都比沒吃蘋果的族群要來得低。

吃的蘋果越多，就能讓偏高的血壓趨於穩定

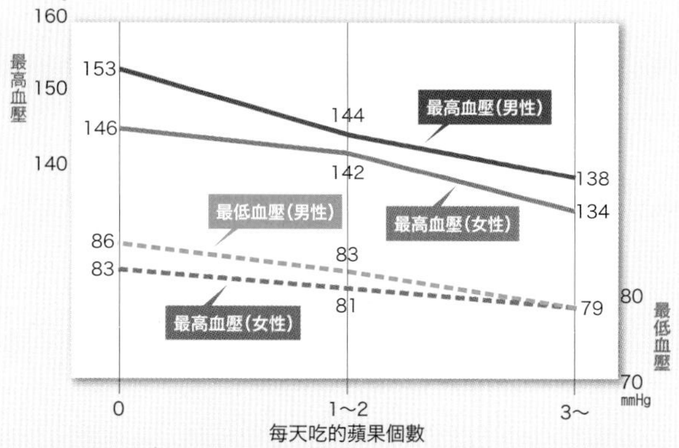

以大規模人數為對象，調查蘋果會為血壓帶來什麼樣的變化。結果證明吃的蘋果個數越多，血壓降幅也越大、越接近正常血壓。

實驗資料皆由前弘前大學教授　佐佐木直亮教授提供

前東京女子醫科大學的渡邊尚彥教授實際進行了讓高血壓患者食用蘋果的實驗，確認了蘋果的降血壓效果。

剛開始的2週完全不讓患者吃蘋果，在那之後的10天，每天都讓他們吃3顆蘋果，開始吃蘋果的隔天血壓便開始下降，之後降低到近乎正常數值。順帶一提，他們每人每天吃下的蘋果量有780g，約有860mg的鉀量。

過去由弘前大學醫學部所進行的實驗也驗證了蘋果的降血壓效果。

與秋田縣的居民相比，居住在蘋果名產地青森縣的居民，他們的血壓明顯較低，腦中風的死亡率也較低。本項實驗便是著眼於此。

當時，秋田縣腦中風的發病率是全國第一，結果當秋田縣居民每天吃下6顆蘋果，一連吃了10天，最後他們的血壓就像是吃了藥物一樣下降了。

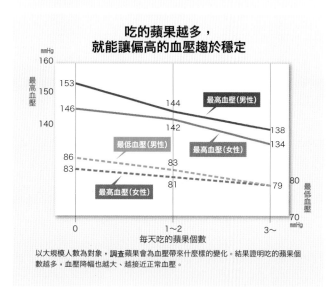

清爽的口感與黃芥末醬組成的時髦沙拉

蕪菁蘋果沙拉

■材料(2人份)

蕪菁…大型1顆(100g)
蕪菁葉…10g
蘋果…¼顆(60g)
A
- 檸檬汁…2小匙
- 橄欖油…1小匙
- 顆粒高湯粉…⅓小匙
- 顆粒黃芥末醬…1⅓小匙
- 胡椒…少許
- 水…1大匙

能量58kcal
鹽分0.3g

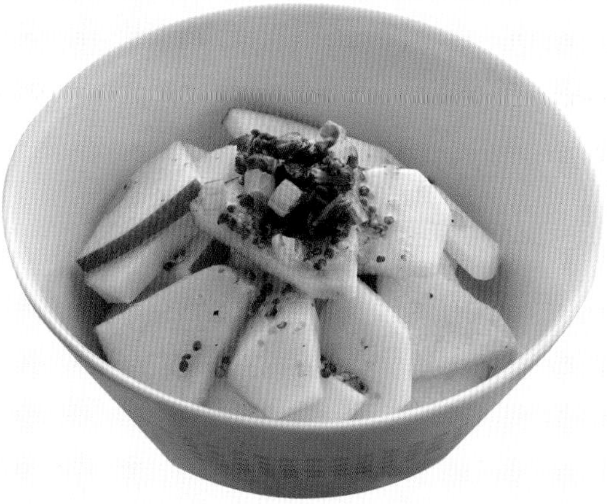

■製作方法

1｜將蕪菁縱向對半切開，然後切成薄片。蕪菁葉稍微用水煮一下後切細碎。蘋果切成薄片，浸入醋水（分量外），然後取出瀝乾水氣。

2｜將蕪菁和蘋果放進調理碗裡混合，接著盛入器皿。然後將A充分攪拌混合，在食用之前淋上去，最後擺上蕪菁葉。

（秋山里美）

肉桂擁有讓人放鬆的效果

烤蘋果

■材料(2人份)

蘋果…小型1顆
細砂糖…1大匙
肉桂粉…少許
奶油…5g

■製作方法

1｜將蘋果切成4～6片圓片，去除果核，然後用叉子在果皮的兩三處地方戳洞。

2｜將1放進烤盤裡，撒上細砂糖和肉桂粉，接著擺上奶油。

3｜放進烤箱裡烘烤15分鐘左右。

（野口律奈）

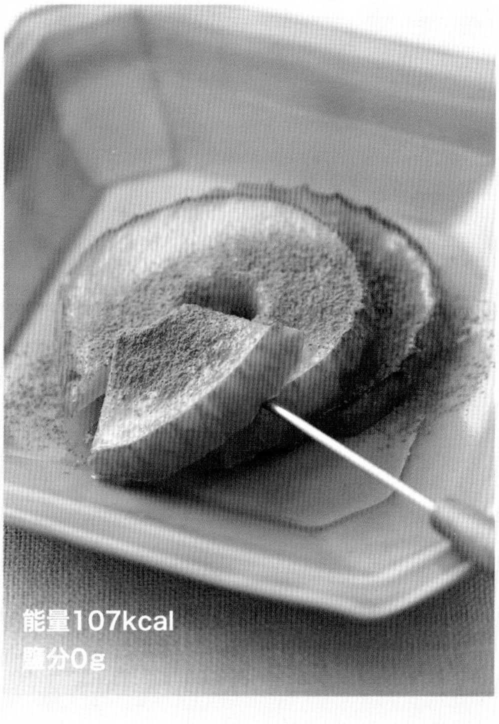

能量107kcal
鹽分0g

蘋果容易食用，量也容易攝取

吃蘋果能夠非常有效率地攝取到鉀。蘋果作為高血壓的特效食品，膳食纖維和維生素類都相當豐富。如果是喝濃縮蘋果汁，會比直接吃蘋果獲得更多的鉀。

只不過，如果有腎臟或者是心臟方面的疾病、必須要限制鉀攝取量的情況，在食用之前還請務必要和醫師謹慎討論。

（田中敬一）

番茄

【番茄】擁有豐富強大抗氧化作用的茄紅素，對高血壓與癌症的預防，以及肌膚問題都有效

足以讓醫生臉綠、於人體內充分發揮的番茄茄紅素

人們都說「番茄紅了，醫生的臉就綠了」，番茄就是這麼一種高健康效果的食物。除了有能夠排除體內多餘鹽分的鉀之外，能促進對美肌有益的維生素A運作的胡蘿蔔素也很豐富。不過可以除去對身體有害的活性氧、擁有抗氧化作用的大量茄紅素才是它最大的特徵。

我們的身體大約是由60兆個細胞所組成。這些細胞受到外界的刺激（壓力、過勞、睡眠不足、紫外線等）就會讓活性氧不斷地增加。要是活性氧增加太多的話，健康的細胞就會變化成癌細胞，血液也會變得混濁，然後引起其他形形色色的疾病。此外，它也是造成斑和皺紋的原因，導致肌膚失去潤澤。

體內的活性氧會容易在人呼吸的時候產生脂質過氧化，雖然在某種程度內還沒問題，但是還可能再加上前述的壓力或紫外線等因素，所以在平日的生活中去除這些東西就顯得至關重要。

因此，能夠除去活性氧的茄紅素就能在健康和美容的維持兩方面發揮效用。茄紅素的抗氧化作用，要比擁有同樣能力的β-胡蘿蔔素和維生素E要更加強大。

茄紅素可以遏止血液中膽固醇的氧化，讓血液變得清澈，預防血管堵塞，也能在高血壓、心肌梗塞、腦梗塞的預防方面派上用場。

使用紅色系番茄的加工品擁有充足的茄紅素

番茄是生食或加熱處理後享用都非常美味的萬能食材，但是每天都要用來做成能擺上餐桌的料理也很費心力。

所以這裡要推薦大家的就是番茄汁。事實上，想要更有效率地攝取茄紅素，番茄汁就是個好的選擇。

番茄有紅通通的「紅色系番茄」，以及淡紅色的「粉紅色系番茄」。

新鮮的羅勒香氣令人食指大動的簡便沙拉

番茄羅勒沙拉

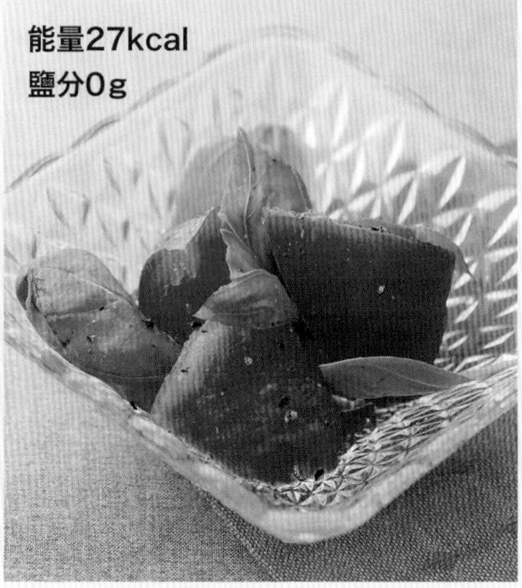

能量27kcal
鹽分0g

■材料（1人份）

番茄…40g
羅勒（生）…2g
胡椒…少許
橄欖油…½小匙

■製作方法

1｜將番茄隨意切塊，羅勒切成方便食用的大小。
2｜將1盛入器皿中，淋上橄欖油，最後撒上胡椒。（秋山里美）

蘿蔔泥讓煮汁大加分。配料充分融合，滿足感也跟著提升。

豬絞肉番茄盅佐蘿蔔泥

能量105kcal
鹽分1.1g

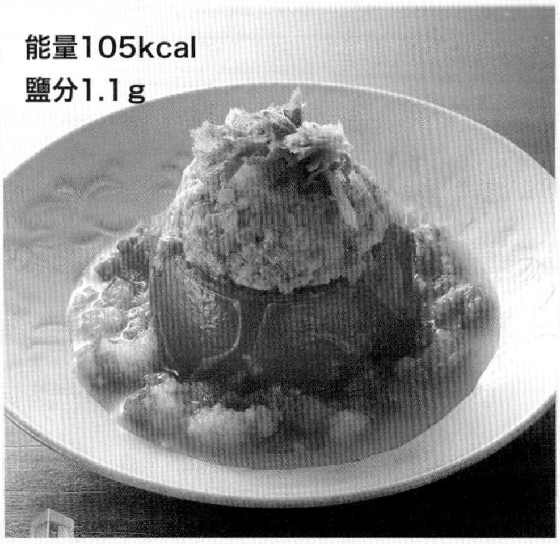

■材料(2人份)

豬絞肉(赤身)…80g
番茄…中型2顆(300g)
洋蔥…¼顆(50g)
蘿蔔泥…2cm的量(100g)
A［鹽巴、胡椒…各少許
B［高湯…¾杯
　醬油…1½小匙
蘿蔔葉…少許

■製作方法

1｜將番茄蒂頭的相反側切掉3cm，去除種子。
2｜將剛剛切下來的番茄片切成1cm的方塊狀。
3｜將洋蔥切細碎，加入絞肉和A之後充分攪拌混合。接著分成2等分，填進1裡面。
4｜將B和2放進鍋子裡，開中火煮到沸騰，接著放入3，然後再次煮到沸騰。接下來轉弱火，蓋上蓋子，繼續煮15～20分鐘。可以時不時舀起煮汁淋上去。
5｜煮好後放入瀝乾水氣的蘿蔔泥，再繼續煮。然後連同煮汁一起盛入器皿中，最後擺上細切的蘿蔔葉。

(檢見崎聰美)

藉由加熱來提取出番茄的甜味

中華風番茄炒蛋

能量188kcal
鹽分1.0g

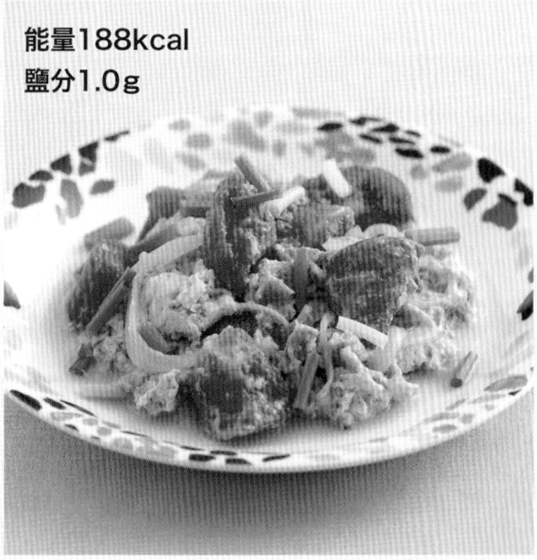

■材料(1人份)

番茄…100g
洋蔥…10g
A［雞蛋…M尺寸1.5顆(75g)
　水…1小匙
B［高湯醬油*、酒…各1小匙
　砂糖…½小匙
　豆瓣醬…⅓小匙
芝麻油…1小匙
萬能蔥…3g

*請參照第24頁的製作方法

■製作方法

1｜番茄用熱水燙過後去皮，接著切成4等分的梳子形，然後再切成一半。洋蔥細切。
2｜將A和B各自均勻攪拌混合。
3｜用平底鍋加熱芝麻油，接著放入洋蔥翻炒，炒到洋蔥變軟以後就加入番茄。
4｜在番茄還不太受熱的時候放入A，熟了之後就加入B調味。
5｜盛入器皿中，最後撒上切成2～3cm長的萬能蔥。

(秋山里美)

茄紅素是紅色色素的成分，所以在紅色系番茄裡有比較高的蘊藏量。番茄汁等加工食品使用的就是紅色系番茄，所以能夠讓我們攝取到充裕的茄紅素。

（落合 敏）

大蒜

若想每天都攝取對高血壓有效的【大蒜】，請活用「整顆」與「加熱」讓手續更簡便

降低血壓和膽固醇的大蒜力量

高血壓是大家希望盡可能不仰賴藥物，而是靠自然食品改善的毛病。而擁有這股力量的就是【大蒜】。

大蒜可以讓血管擴張，使得血流更加順暢，達到降低血壓的效果。

大蒜磨碎的時候所產生的成分大蒜素，擁有分解膽固醇、降低血液中膽固醇數值的作用，因此和動脈硬化等生活習慣病的預防也存在關聯性。

牛排之類的肉料理經常會搭配大蒜，但這不光只是基於味覺方面的理由。因為目前已經了解當我們食用肉類或奶油等膽固醇含量較高的食物時，如果搭配大蒜一起食用，膽固醇就會變得不容易上升。此外，也發現大蒜具備抗血栓的作用，可以預防腦梗塞和心肌梗塞。

減輕大蒜氣味的調理法與吃完後的訣竅

雖然每天都希望能吃點大蒜，不過它強烈的氣味有時也很令人困擾。以下就要來教教大家能夠緩和氣味的調理祕訣，以及吃完以後消除氣味的訣竅。

大蒜的氣味，是來自於由蒜氨酸轉化而來的大蒜素這種成分。

蒜氨酸會經由名為蒜氨酸酶的分解酵素作用而轉化為大蒜素，這個蒜氨酸酶會在大蒜被磨碎、被切碎的過程中因為細胞破壞而活潑化。意思就是，用整顆完整的大蒜去調理，就是最能減少氣味的方法。

還有，藉由蒸煮、火烤等加熱手法，也是抑制氣味的技巧之一。

話雖如此，在我們咀嚼的時候，大蒜的氣味無論如何都還是會冒出來。

想要消除即便刷過牙還是難以去除的大蒜氣味，就要靠口香糖。嚼口香糖的時候，唾液中的蛋白質就會和惡臭成分結合，流通到胃部。

請在調理上多下些工夫，每天持續嘗

使用優格，讓味道更加柔和

大蒜冷湯

能量58kcal
鹽分0.5g

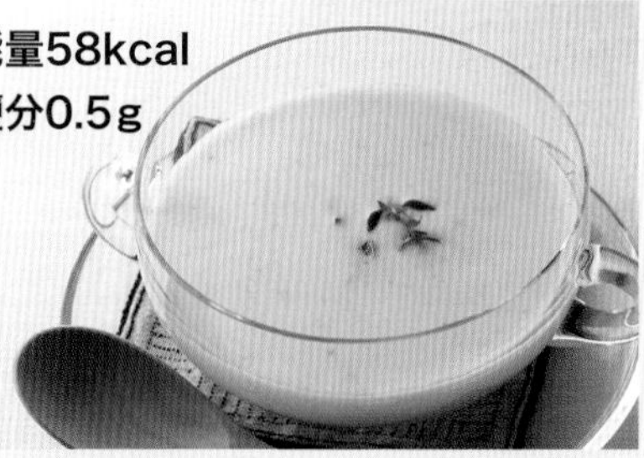

■材料(2人份)

大蒜…2片(10g)
橄欖油…1小匙
A
- 雞湯塊…¼塊
- 月桂葉…½片
- 百里香(乾燥)…少許
- 熱水…1杯

原味優格…100g
鹽、胡椒、百里香…各少許

■製作方法

1. 將油和大蒜放進鍋子裡，開弱火，炒到大蒜呈現褐色。接著放入A，煮到沸騰之後蓋上蓋子，繼續煮12～13分鐘。
2. 關火，取出月桂葉，將大蒜搗碎。待餘熱散去後，加入原味優格，接著灑上鹽、胡椒，靜置冷卻。最後盛入器皿中，擺上百里香裝飾。

(檢見崎聰美)

營養均衡度很優異的小菜

餃子

能量198kcal
鹽分0.6g

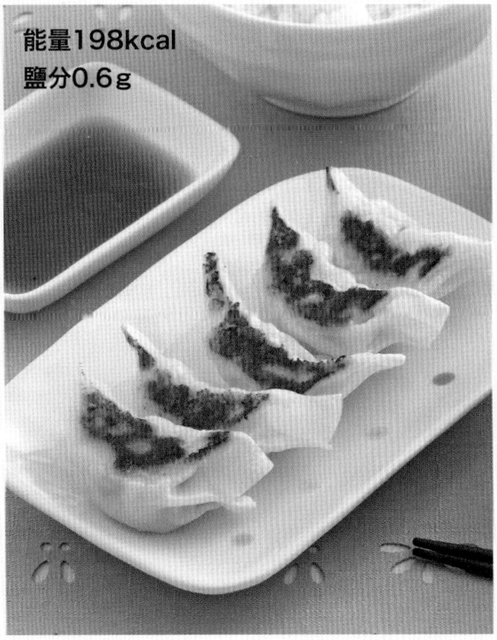

■**材料（1人份）**

餃子皮…5片（30g）
豬絞肉…30g
A［韭菜…6g
高麗菜…30g
蔥…4g
大蒜、薑…各2g］
醬油…少許
芝麻油…½小匙
水…2大匙
B［高湯醬油*…1½小匙
醋…1小匙
辣油…¼小匙］

*請參照第24頁的製作方法

■**製作方法**

1｜將A切細碎，接著和豬絞肉、胡椒充分攪拌混合。
2｜將1分成5等分，用餃子皮包起來。
3｜將芝麻油放進平底鍋裡開火，接著放入2。加水後蓋上蓋子，開始蒸烤。
4｜淋上將B充分攪拌混合後的醬汁後享用。

（秋山里美）

活用大蒜、蝦子、萵苣的口感

鮮蝦萵苣炒飯

能量397kcal
鹽分1.3g

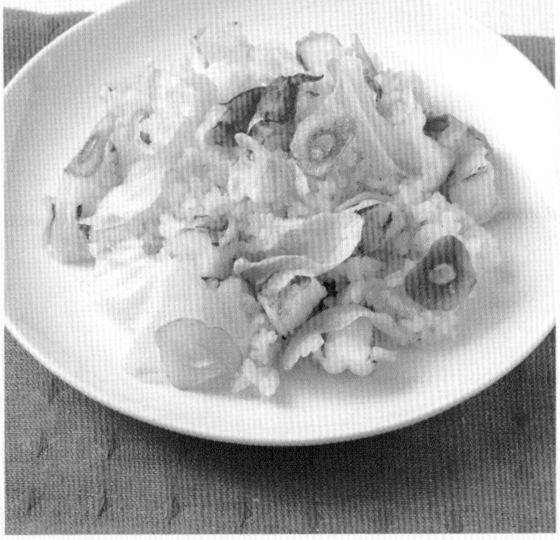

■**材料（1人份）**

蝦子（生）…50g
萵苣…30g
大蒜…4g
沙拉油…2小匙
米飯…160g
胡椒…少許
鹽…⅕小匙

■**製作方法**

1｜將蝦子水煮後，切成方便食用的大小。萵苣用手撕碎。大蒜薄切。
2｜將油和大蒜放進平底鍋裡開火，用弱火煎、留意不要燒焦，直到散發香氣。
3｜將大蒜取出。將白飯放進鍋子裡快速翻炒。
4｜依序將蝦子、胡椒、最後是萵苣放入翻炒一下，接著把大蒜放回去。
5｜盛入器皿，最後撒上鹽。

（秋山里美）

高麗菜

滿載能去除活性氧的營養素，靠【高麗菜】來改善、預防高血壓

對胃潰瘍、高血壓、高膽固醇、骨質疏鬆症、癌症的預防都有效

胃潰瘍、高血壓、高膽固醇、骨質疏鬆症、癌症……如果聽到只靠1顆【高麗菜】就能解決以上的症狀，各位會不會感到很訝異呢？

高麗菜一整年都能入手，是我們相當熟悉的蔬菜。實際上，它也是一種能期待它發揮各式各樣效果的超棒蔬菜。

100g的高麗菜只有僅僅23卡路里，是低卡路里的蔬菜。光憑這一點，就足以讓它成為減重和控制血糖值的最適食材了。

但這裡特別要提出來討論的，是高麗菜的營養素。

首先，提到高麗菜就不能不提的存在，就是維生素U。它可以保護胃腸黏膜並修復，擁有改善胃潰瘍和十二指腸潰瘍的效用。另外，維生素U還能活化肝臟機能，減少肝臟內堆積的脂肪，扮演讓中性脂肪與膽固醇的數值維持穩定的角色。

還有，礦物質之一的鉀在高麗菜之中也很豐富。因為鉀可以防範鹽分（鈉）在體內蓄積，所以能期待它預防高血壓的效果。但不光是如此，它也具備讓已經變高的血壓降下來的功用。

另外，鈣和維生素K這類成分的含量也很充裕。

更不可錯過的就是它的抗氧化作用。所謂的抗氧化作用，就是阻止活性氧導致體內細胞氧化（生鏽）的能力。

高麗菜擁有維生素C和維生素U、天然色素「異硫氰酸酯」等，富含具備抗氧化作用的營養素，高血壓或高膽固醇

細絲昆布的鮮味是決定風味的關鍵

水煮高麗菜拌細絲昆布

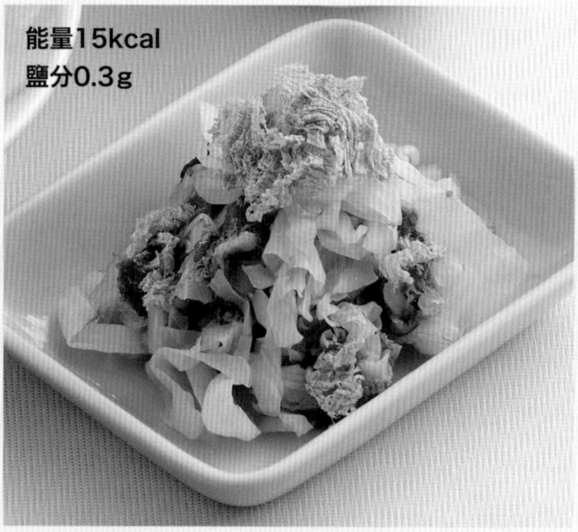

能量15kcal
鹽分0.3g

■材料(1人份)

高麗菜…50g
高湯醬油*…½小匙
細絲昆布…2g

＊請參照第24頁的製作方法

■製作方法

1｜將高麗菜切絲，稍微水煮一下後瀝乾水氣。
2｜將高湯醬油淋在高麗菜上，最後拌上細絲昆布。

（秋山里美）

使用油豆腐，健康和分量都升級

辣炒油豆腐高麗菜

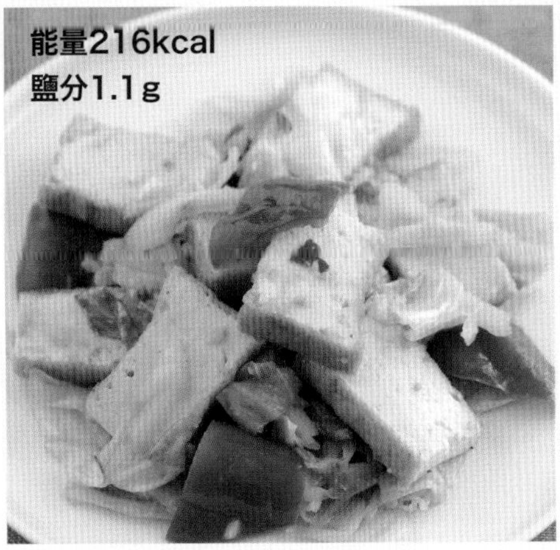

■材料(1人份)

油豆腐…80g
青椒…20g
高麗菜…50g
蔥…20g
大蒜(切細碎)、薑(切細碎)
…各½小匙
油…1小匙
A 高湯…2大匙
味噌、酒、味醂…各1小匙
豆瓣醬…⅓小匙

■製作方法

1｜將油豆腐切成方便食用的大小。
2｜將青椒隨意切塊，高麗菜大致切一下，蔥斜切，然後再切成一半。
3｜將油和大蒜放進平底鍋裡，接著放入薑後開火，炒到散發香氣。
4｜加入2繼續翻炒，炒熟後放入油豆腐，接著加入A調味。

(秋山里美)

靠咖哩風味來掩護薄鹽

咖哩燉鍋

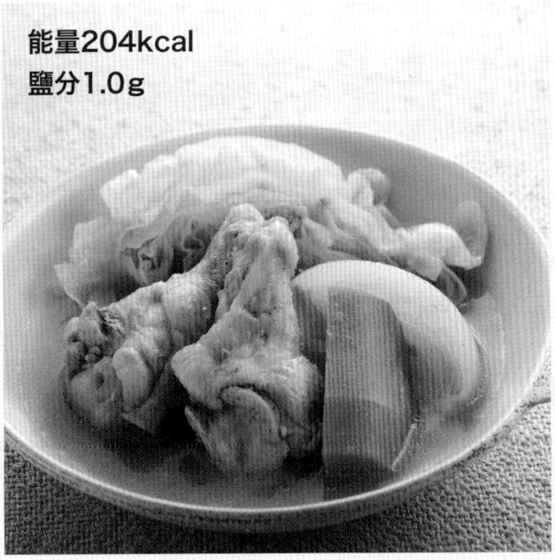

■材料(2人份)

雞槌…4支(200g)
高麗菜…¼顆(140g)
紅蘿蔔…½根(80g)
洋蔥…⅓顆(60g)
鹽…少許(0.5g)
胡椒…少許
橄欖油…½小匙
A 顆粒高湯粉…1小匙
咖哩粉…1大匙
水…2杯

■製作方法

1｜用鹽、胡椒搓揉雞槌。高麗菜切成對半的梳子形，大蒜縱向切成4等分，洋蔥切成梳子形。
2｜用鍋子熱油，一邊翻動雞槌一邊煎到上焦色。接著加入1的蔬菜和A，轉強火燉煮。
3｜煮到沸騰之後，轉較弱的中火，繼續煮10～12分鐘，直到蔬菜煮熟。

(金丸繪里加)

等毛病自然不必多說，還能期待它預防、改善癌症等重大的疾病。

養成每天吃1次高麗菜的習慣

高麗菜是一種跟其他的食材搭檔就能互相拉抬功效，補足缺少的營養素，讓能力加以發揮的蔬菜。

可謂是營養寶庫的高麗菜，大家要不要養成每天都吃上1次的習慣呢？

（落合　敏）

納豆

【納豆】是溶解血栓的代名詞。相較於藥物，能夠維持更長效的強力效果，希望有高血壓的人能每天都吃

納豆激酶會作為血栓溶解酵素來作用

進入冬天以後，大腦和心臟的毛病就會更容易病發。天氣一冷血管便會收縮，讓血液循環變差，引發血栓症的機率也因此提高了。

為了不要患上血栓症，這裡要推薦給大家的食物就是【納豆】。在納豆那黏糊糊的成分裡頭，含有我所發現的「納豆激酶」這種酵素。

納豆激酶擁有短時間內直接讓血栓本體的纖維蛋白溶解的作用。

用比藥劑更快更強的力量去溶解血栓

目前尿激酶這種血栓溶解劑被視為一種溶解血栓的醫藥品。雖然它作為心肌梗塞和腦梗塞的藥物被運用，但是將尿激酶拿來和納豆比較後，就發現200g納豆的血栓溶解能力就足以和20萬日圓左右分量的尿激酶匹敵。在醫院持續投藥1週的尿激酶效果，納豆只需要200g就能達成。

而且納豆激酶厲害的地方在於效果的持續時間要長上許多。雖然這一點也是會因人而異，但是吃下去之後的4小時~12小時之間都會作用。再來，我們也發現納豆含有讓血壓下降的成分。讓最高血壓平均17.3mmHg、最低血壓平

每天攝取50g納豆，1個月血壓就降下來了！

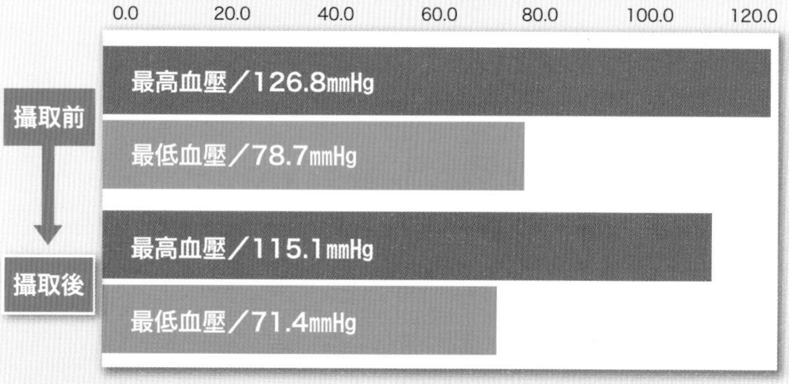

40多歲後半的15名女性，每天早晚各吃1次50g的納豆，1個月後的最高血壓和最低血壓都下降了。

節錄自全國納豆協同組合連合臨床實驗資料

山藥納豆

享受爽脆的口感

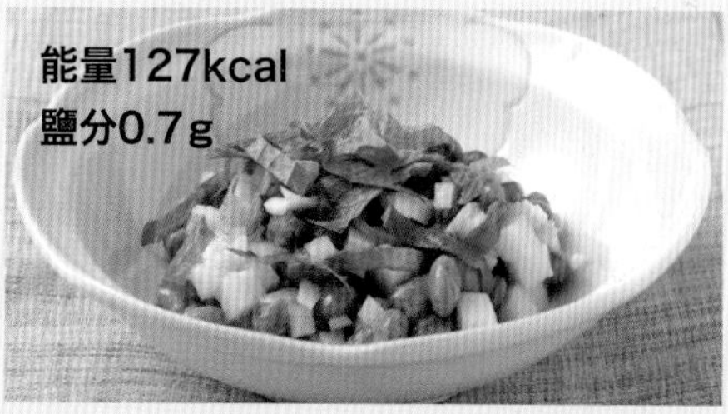

■材料(1人份)

納豆…50g(1包)
山藥…30g　蔥…10g
高湯醬油*…2小匙
青紫蘇…1片(1g)
*請參照第24頁的製作方法

■製作方法

1 將山藥配合納豆的顆粒大小切成小塊，蔥大致切細碎，青紫蘇細切。
2 將納豆、山藥、蔥跟高湯醬油充分攪拌混合，接著盛入器皿中，最後擺上青紫蘇裝飾。

(秋山里美)

均101㎜Hg的5個成人高血壓患者在4天內攝取等同於200g納豆的納豆精華，結果有4個人的血壓下降了。

攝取蛋白質之後，血管收縮素這種讓血壓升高的物質就會開始生成，而納豆內含的血管收縮素轉化酶抑制胜肽這種生理活性物質，會阻擋產生血管收縮素的酵素運作，避免血壓升高。

無論納豆含有什麼優異的成分，若是不能被腸道吸收就沒有意義了。而納豆在這裡發揮了出色的效果，那就是納豆菌擁有不會輸給胃酸的強韌生命力。

（須見洋行）

加入富含維生素的高麗菜絲，增添分量

納豆歐姆蛋

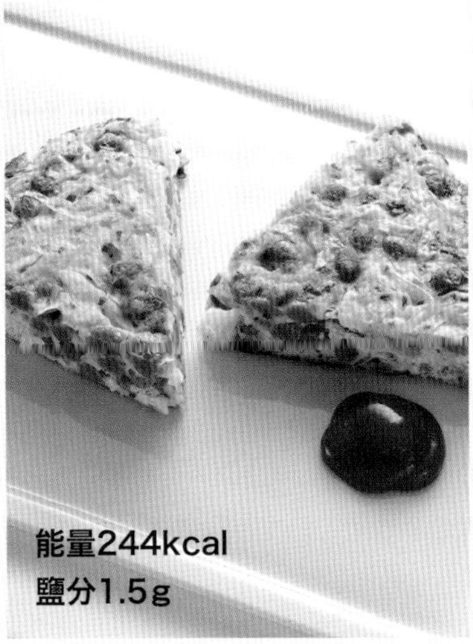
能量244kcal
鹽分1.5g

■材料(2人份)

納豆…2包(80g)
雞蛋…2顆
高麗菜…4片(160g)
A
- 巴西利（切細碎）、帕馬森起司…各2大匙
- 鹽…⅓小匙
- 胡椒…少許

橄欖油…2小匙
番茄醬…適量

■製作方法

1｜將高麗菜切絲。
2｜將雞蛋打到調理碗裡，接著加入1和納豆、A，充分攪拌混合。
3｜用平底鍋熱油，接著將2倒入，一邊調整形狀、一邊煎到兩面都上色。
4｜分切成6等分，接著盛入器皿中，最後擠上番茄醬。

（金丸繪里加）

3種最強的黏糊糊食材，讓血液變得清澈

黏糊糊丼

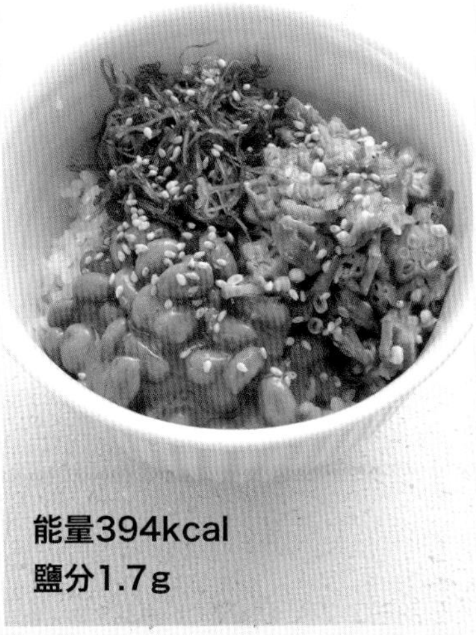
能量394kcal
鹽分1.7g

■材料(2人份)

籠目昆布(細切)…10g
秋葵…6條(40g)
納豆…2包(80g)
溫熱的米飯…飯碗2碗(300g)
熟炒白芝麻…1大匙
A
- 醬油…1大匙
- 醋…2小匙
- 砂糖…少於1小匙
- 芝麻油…½小匙

■製作方法

1｜將昆布泡進食材略高於水面的水中15分鐘。秋葵稍微水煮一下後切成小段。
2｜將A放進調理碗內充分攪拌混合。接著取出一半，再把納豆放進去，然後攪拌混合到出現黏性。
3｜將米飯盛入器皿中，接著將2的納豆和1均等地擺上去，然後繞圈淋上剩下的A，最後撒上白芝麻。

（金丸繪里加）

裙帶菜

【裙帶菜】的胜肽能擊退高血壓。藉由阻擋與血壓升高相關的ACE酵素運作，來有效預防

在裙帶菜的胜肽中發現新的健康效果！

【裙帶菜】的效果最初被證實的時間點，是1950年日本流行病學的開拓者近藤正二教授所進行的流行病學調查。根據調查的結果，發現會食用較多裙帶菜等海藻類食品的地域，居民罹患腦中風的案例較少。

接下來，為了以現代科學檢視這項調查，所以啟動了巴西與日本高血壓患者的臨床研究。後來發現每天攝取5g裙帶菜粉，就能降低血壓和膽固醇。

為什麼食用裙帶菜就能讓血壓下降呢？研究認為其中的一個要因，就是裙帶菜中含量很多的海藻酸等膳食纖維以及鈣、鎂等成分的運作。報告指出這些成分會促進鈉的排泄，降低腦中風等疾患的病發風險。

此外，我們也關注到蘊藏在裙帶菜中的「胜肽」這個新成分。胜肽就是2個以上的胺基酸分子結合的物質，這些胜肽大量結合後，就會形成蛋白質。嘗試餵食裙帶菜胜肽給實驗鼠10週以後，相較於沒有攝取的實驗鼠，有攝取裙帶菜胜肽的實驗鼠在血壓的上升狀況方面很明顯受到了抑制。證明了裙帶菜胜肽對於降低血壓是有用的。

那麼，裙帶菜胜肽是基於什麼樣的機

放入充裕的薑泥作為重點

番茄與裙帶菜拌薑醋

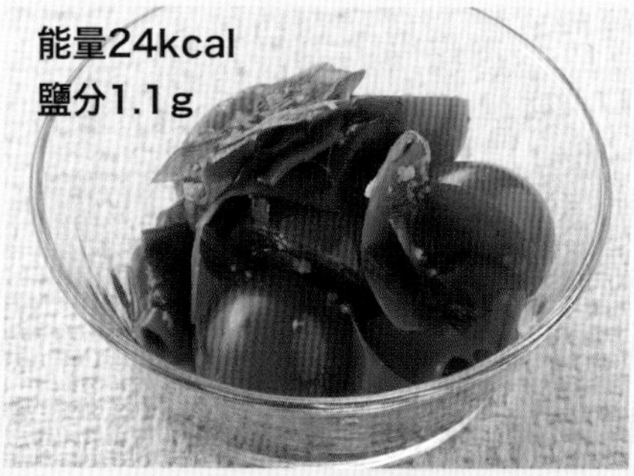

■材料(2人份)

迷你番茄…5顆(75g)
裙帶菜(乾燥)…還原後80g
薑…1瓣(10g)

A
- 醋…1大匙
- 砂糖…1小匙
- 鹽…1/6小匙

■製作方法

1｜將裙帶菜切成一口大小，番茄去掉蒂頭後對半切開。
2｜把薑磨碎後與A混合，最後跟1拌在一起。　(岩崎啓子)

活用山藥的口感

山藥拌裙帶菜

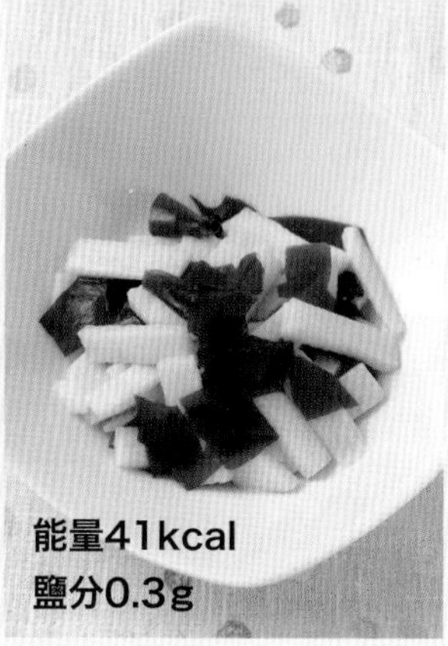

■材料(1人份)

山藥…60g　切片裙帶菜(乾燥)…0.5g
高湯醬油*…2/3小匙
*請參照第24頁的製作方法

■製作方法

1｜將山藥切成短冊切，裙帶菜泡水還原後瀝乾水氣。
2｜將1放進調理碗裡，要食用之前再拌上高湯醬油。　(秋山里美)

制去改善高血壓的呢？

在我們的血液裡面，存在可調整血壓的「血管收縮素」這種物質。血管收縮素Ⅰ轉化成血管收縮素Ⅱ的時候，就會讓血壓上升。這個由Ⅰ轉往Ⅱ的變化，是ACE酵素（血管收縮素轉化酶）作用的結果。所以只要不要讓ACE酵素運作，就能防止血壓升高。

擔當這個重責大任的，就是能阻斷ACE酵素運作的裙帶菜胜肽。

（仲野隆久）

芝麻油風味與豆瓣醬的辣味，就算少量也很滿足

辣味裙帶菜

1人份＝30g
能量22kcal
鹽分2.0g

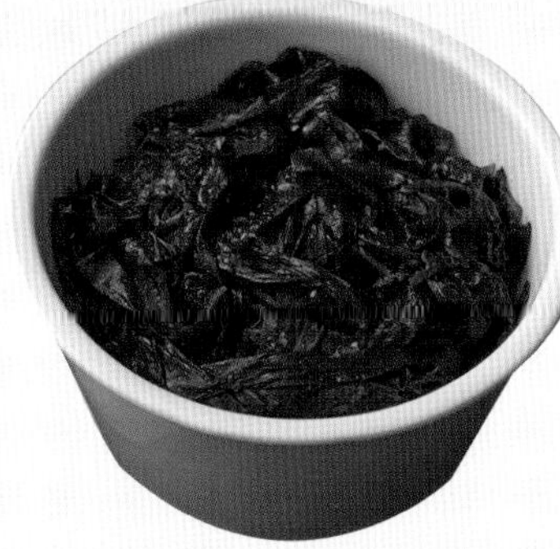

■材料
（容易製作的分量，完成分量150g）
鹽藏裙帶菜（還原後）…200g
豆瓣醬…1⅔大匙
A［砂糖…⅔大匙
　 醬油…2小匙
芝麻油…1小匙

■製作方法
1｜將裙帶菜切成方便食用的長度。
2｜將芝麻油和豆瓣醬放進平底鍋裡開火，煮到豆瓣醬散發香氣，再將1和A放入，翻炒到收乾。（堀知佐子）

變化版

只要微波高麗菜後拌一下就完成！

辣味裙帶菜拌高麗菜

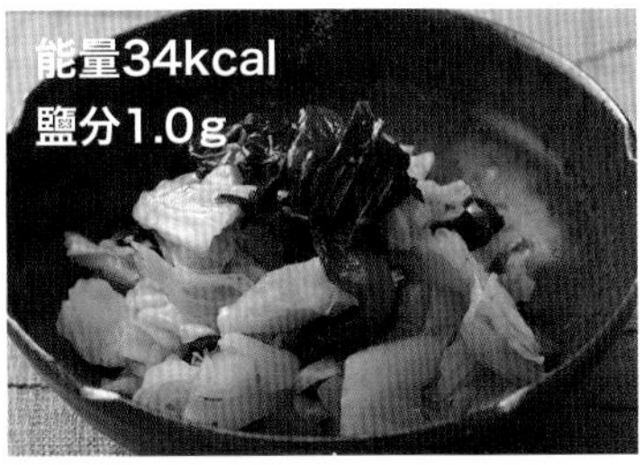
能量34kcal
鹽分1.0g

■材料（2人份）
辣味裙帶菜…30g
高麗菜…4片（200g）

■製作方法
1｜將高麗菜大致切一下，接著放進耐熱容器裡，包上保鮮膜，然後放進微波爐加熱3分鐘。接著確實將水氣擰掉。
2｜將1和辣味裙帶菜拌在一起。（堀知佐子）

擁有豆漿基底的濃郁風味

豆漿裙帶菜湯

能量56kcal

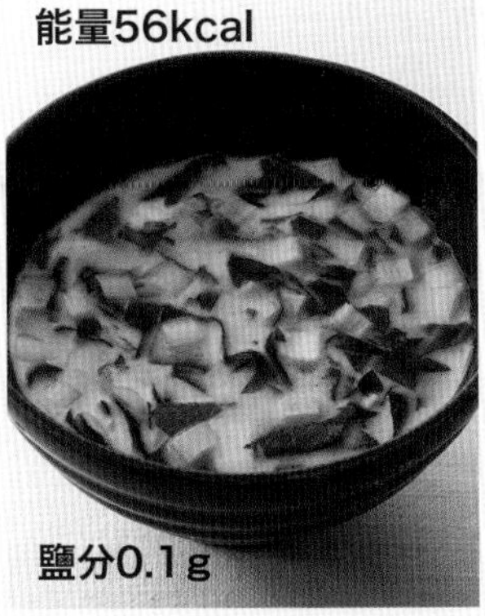
鹽分0.1g

■材料（2人份）
裙帶菜（乾燥）…2g
長蔥…10㎝（20g）
薑…1瓣
高湯…½杯
豆漿…1杯
胡椒…少許

■製作方法
1｜將裙帶菜泡水還原後，稍微洗一下再瀝乾水氣，接著細切。長蔥隨意切細碎，薑切細碎。
2｜將高湯放進鍋子裡煮到沸騰，接著放入1，然後再次煮到沸騰以後，加入豆漿。接著再次煮到沸騰後，關火並撒上胡椒。（檢見崎聰美）

靠【沙丁魚】的胜肽成分來妨礙升血壓物質的運作，改善高血壓

沙丁魚胜肽能夠妨礙讓血壓上升的物質作用

【沙丁魚】有一項新的藥效成分被人們發現了，就是所謂的沙丁魚胜肽。胜肽就是2個以上的胺基酸分子結合的物質，多數的胜肽結合以後，就會形成蛋白質。最近的研究發現，沙丁魚胜肽具有顯著的改善高血壓的效果。

在我們的血液中，存在血管收縮素這種調節血壓上升的物質。血管收縮素分為Ⅰ和Ⅱ兩種，血管收縮素Ⅰ會因為ACE（血管收縮素轉化酶）的運作轉化成血管收縮素Ⅱ。血管收縮素Ⅱ有很強的血壓上升作用，還能讓醛固酮這種荷爾蒙活潑化。醛固酮的運作活潑化以後，鈉就會跟著水分一起進入血管壁，血管壁因此膨脹後就容易招致血壓上升。雖然人體有能夠抑制血壓升高的緩激肽這種物質，但ACE可以分解緩激肽，使其作用無效。而沙丁魚胜肽能妨礙ACE的運作，讓血壓不要上升。

沙丁魚胜肽阻斷ACE的運作，讓血壓下降

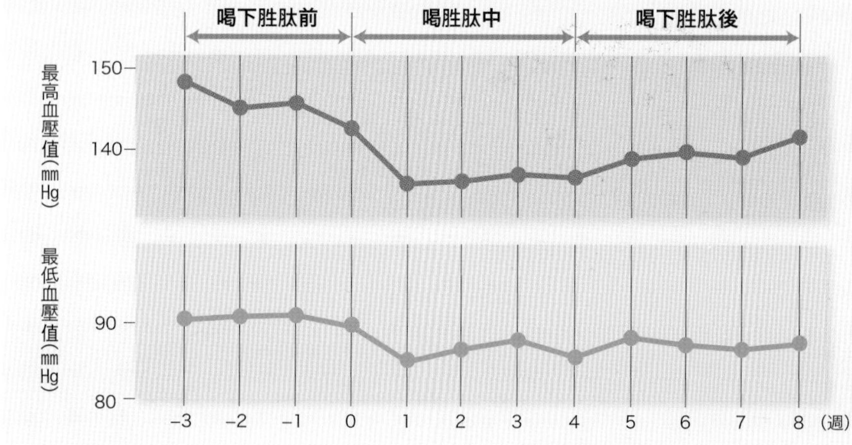

1天喝2次沙丁魚胜肽飲品，血壓的收縮壓、舒張壓都有下降。停喝之後，血壓又開始往上升。

不只是血壓下降了，血壓調節機能也跟著改善

我們讓高血壓患者實際攝取沙丁魚胜肽來進行試驗。剛開始的3週為觀察期，接下來的4週是沙丁魚胜肽（100㎖，1天兩次）的給予期，最後的4週為回復期。觀察期血壓的最高值平均為150mmHg、最低值平均為90mmHg。給予沙丁魚胜肽之後，最高值平均下降10mmHg、最低值平均下降5mmHg低。然後，即使停止供給沙丁魚胜肽，血壓也不會急速上升。

除此之外，沙丁魚也富含具有降血壓效果的鈣。

經過加熱後，沙丁魚胜肽會活性化，降血壓作用約會變成2倍，因為用燒烤的調理方式會降低效果，所以推薦大家做成湯品或燉煮料理。

（松井利郎）

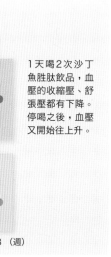

薑的辛辣感能促進食慾

薑燒沙丁魚

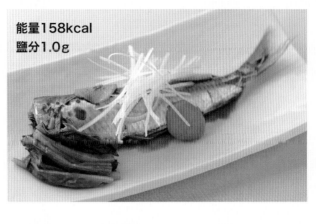

能量158kcal
鹽分1.0g

■材料(1人份)

沙丁魚(生)…1條(140g)
薑…5g
A 高湯…100㎖
高湯醬油*…2小匙
味醂、酒…各1小匙
菠菜…40g
蔥(白髮蔥)…10g

*請參照第24頁的製作方法

■製作方法

1｜沙丁魚去頭，去除內臟，用水稍微洗一下（沙丁魚的淨重70g）。
2｜將薑薄切。
3｜將菠菜水煮，接著切成5㎝長。
4｜將A放進鍋子裡，煮到沸騰之後，放入薑、沙丁魚繼續燉煮。
5｜將4承入器皿中，擺上菠菜和白髮蔥。 （秋山里美）

以EPA·DHA豐富的沙丁魚為主角

蒲燒沙丁魚丼

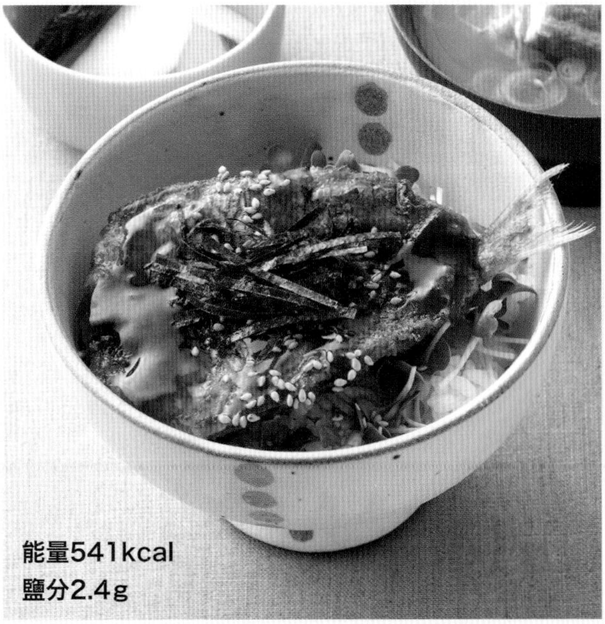

能量541kcal
鹽分2.4g

■材料(2人份)

沙丁魚…2條
鹽…少許
酒…½大匙
太白粉…適量
沙拉油…適量
A 醬油、酒…各1½大匙
砂糖…1大匙
味醂…½大匙
水…1½大匙
米飯…400g
薑…1瓣
蘿蔔嬰…1/4包
焙煎白芝麻、海苔絲…各適量

■製作方法

1｜將沙丁魚切開攤平，稍微撒一點鹽，淋上酒，接著擦去水分，然後用太白粉塗抹兩面。
2｜將薑切絲。蘿蔔嬰稍微洗一下，切成⅓的長度。
3｜將A均勻混合攪拌，放進鍋子裡燉煮。
4｜用平底鍋熱油，煎1的兩面。當兩面都呈現黃褐色後，趁還熱騰騰的時候浸入3。
5｜將2的薑絲均勻拌入米飯中。
6｜將5、蘿蔔櫻、4、白芝麻、海苔絲依序擺進器皿，最後淋上剩下的醬汁。 （野口律奈）

醋

可封印升血壓物質運作的【醋】，是優異的天然降血壓藥物

無論是直接還是間接，都具備抑制血壓上升的作用

為什麼【醋】可以抑制血壓升高呢？透過最近的研究，這個問題也逐漸明朗化。

血壓會因為血管中的血管收縮素Ⅱ這種胜肽而上升，這個血管收縮素Ⅱ，是由同為胜肽的血管收縮素Ⅰ在血管收縮素轉化酶的運作下變化而成的。

實際上，在醋裡面就存在能夠阻止這個血管收縮素轉化酶運作活潑化的胜肽。

為了解明醋對於血管收縮素轉化酶運作的抑制功用，我們使用實驗鼠進行了以下的試驗。

將黑醋加入從實驗鼠肺部取出、凍結乾燥的血管收縮素轉化酶，然後觀察這個酵素會有怎樣的變化。

結果黑醋濃度直到1㎖對62・5㎍之前，都還無法抑制血壓的上升作用，但是到了500㎍之後，竟然就能抑制38％。

我們根據這項實驗的結果，確立了醋與血壓之間的關係，進而展開針對餵食醋的老鼠與沒餵食的老鼠之間的血壓變化調查。

其結果是，相對於沒餵食醋的老鼠其血壓沒有變化，餵食醋的老鼠血壓明顯降低了。

就如同這項實驗結果顯示的，醋擁有直接抑制血壓上升的作用，但與此同時，它還具備了間接穩定血壓的功效。

醋可以抑制脂肪的合成，防範肥胖這個高血壓的大敵，而且還具有利尿作用。

如果排尿順利的話，要排出高血壓成因之一的鹽分（鈉）也會更加容易。

加入炒蛋，分量和營養均衡都大提升

醋拌冬粉

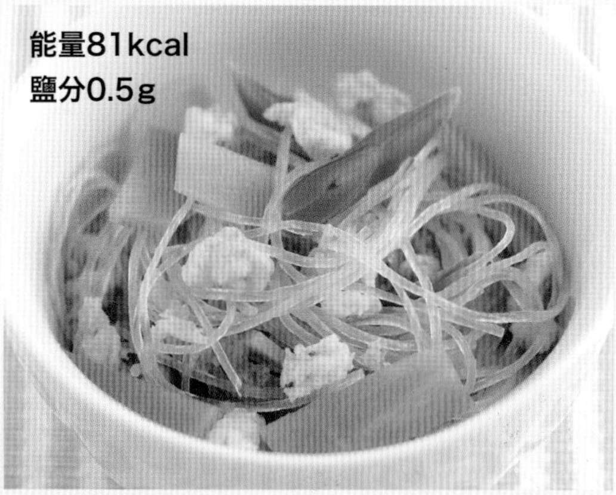

■材料(1人份)

冬粉(乾燥)…8g
碗豆莢…5g
紅蘿蔔…10g
雞蛋…M尺寸½顆(25g)

A
醋…2小匙
高湯醬油*…1小匙
砂糖…½小匙

*請參照第24頁的製作方法

■製作方法

1 將冬粉水煮，接著切成方便食用的長度。碗豆莢水煮，接著斜切。紅蘿蔔切成短冊切後水煮。
2 雞蛋打成蛋液，放進平底鍋製作炒蛋。
3 將1、2放進調理碗裡，接著加入充分攪拌混合的A，拌在一起。 (秋山里美)

就像以上所說的，醋可以直接、間接地抑制血壓上升，如果很在意血壓的話，不妨從每天該如何活用醋這個問題開始思考吧。

（奥田拓道）

能夠先做好備用的便利常備菜

南蠻漬風彩椒與秋葵

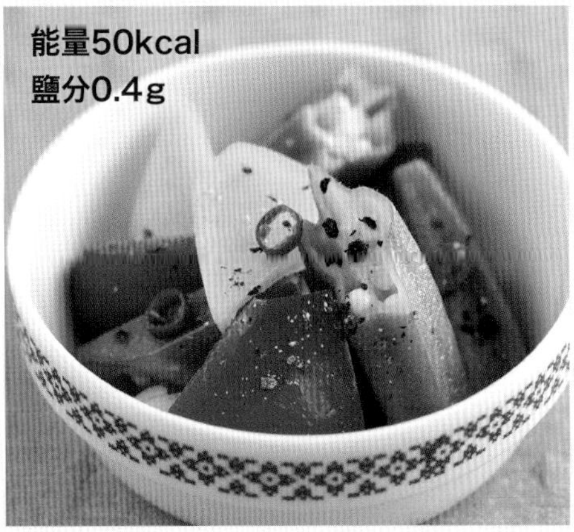

■材料（1人份）

彩椒（紅、黃）、秋葵…各20g

A
- 高湯…2大匙
- 醋…2小匙
- 高湯醬油*…1小匙
- 味醂、油…各½小匙
- 紅辣椒（切小段）…少許

胡椒…少許

＊請參照第24頁的製作方法

■製作方法

1｜將彩椒隨意切成小塊，秋葵水煮後切成一半。

2｜將A充分攪拌混合後放進密閉容器裡，接著將1放入，浸漬30分鐘以上。

3｜盛入器皿中，最後撒上胡椒。（秋山里美）

省下油炸手續的健康變化版。口感也很棒。

糖醋肉風香菇肉丸

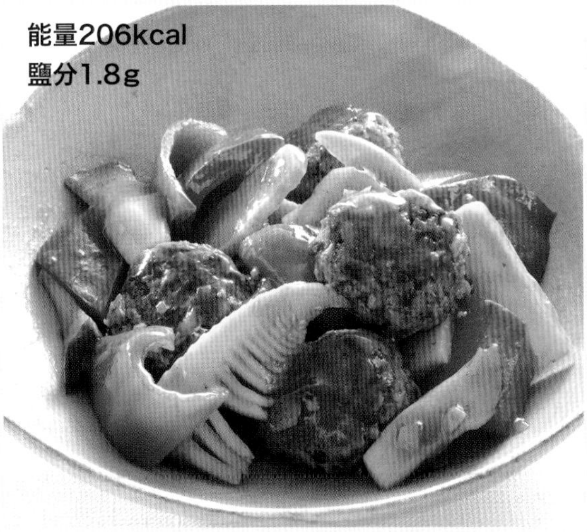

■材料（2人份）

綜合絞肉…100g
生香菇…3朵（45g）
長蔥…10㎝（20g）
薑…1瓣（10g）
青椒…2個（80g）
彩椒（紅）…½個（80g）
杏鮑菇…1支（80g）
竹筍（水煮）…50g
鹽、胡椒…各少許
太白粉…2½小匙

A
- 番茄醬…1大匙
- 醬油、醋…各2小匙
- 砂糖…1小匙　雞骨架高湯粉…½小匙

＊請參照第24頁的製作方法

■製作方法

1｜將香菇、長蔥、薑切細碎，接著把絞肉、鹽、胡椒、太白粉2小匙充分攪拌混合，捏成一口大小的丸子。

2｜將青椒、彩椒隨意切塊，杏鮑菇、竹筍薄切。

3｜將1放入平底鍋，開中火煎。等到兩面都出現焦色後，加入水¼杯，蓋上蓋子，用蒸煮的方式蒸熟。

4｜加入2，翻炒3分鐘左右，然後加入A，使食材沾附均勻。接著混合太白粉½小匙和水½小匙，繞圈淋入勾芡。（牛尾理惠）

牛奶

【牛奶】含有優質蛋白質，可預防動脈硬化，讓血壓降下來

餵食牛奶蛋白質的老鼠，能長期抑制血壓上升

人們在調查以長壽村聞名世界的高加索地區居民的飲食生活後，發現當地有非常豐富的牛奶和乳製品。即便把觀察對象轉向北海道的酪農家，有喝牛奶習慣的人之中也有許多長壽人士。不分男女，80歲以上的人裡面有8成都有每天喝牛奶的習慣。

牛奶中的蛋白質可以預防高血壓，這一點已經經過我們的實驗證實了。

牛奶的蛋白質是由乳清和酪蛋白形成。我們將腦中風的實驗鼠（餵食普通的飼料後出現腦中風的老鼠）分成餵食①普通的飼料、②含乳清的飼料、③含酪蛋白的飼料等3個族群，調查血壓變動與腦中風的發病。

餵食①普通的飼料的老鼠過了100天以後血壓開始上升到220mmHg，之後都沒有下降。這個狀態一旦持續下去，血管就會因為高度壓力逐漸失去彈性，引發動脈硬化。然後血液為了硬是通過僵硬的血管，就導致血壓的升高，造成動脈硬化問題繼續惡化的不良循環，之後老鼠確實演變成慢性高血壓症，然後就因為腦中風倒下了。

另一方面，餵食②③牛奶蛋白質的老鼠，血壓的上升都被長期抑制住，顯示的數值很穩定，腦中風的發病也繼續被延遲了。

就像這樣，牛奶可以幫助血管變得柔軟，防止動脈硬化，發揮預防高血壓的功效，這一點後來在人體方面也被驗證了。

此外，蘊藏在牛奶蛋白質中、含有甲硫胺酸等物質的胺基酸，可抑制在大腦中樞運作的交感神經亢奮，也能形成幫助降低血壓的牛磺酸。還有，從牛奶蛋白質形成的尿素，也擁有將鈉這個造成高血壓的元凶透過腎臟形成尿液再排出體外的作用。

牛奶含有鉀、鈣、鎂等許多可以讓血壓下降的礦物質，特別是對中高齡人士而言，簡直可說是不遜於藥物的貴重食品。

（家森幸男）

香蕉與牛奶的最強搭檔

香蕉牛奶

■材料（1人份）

香蕉…1根
牛奶…300mℓ

能量297kcal
鹽分0.3g

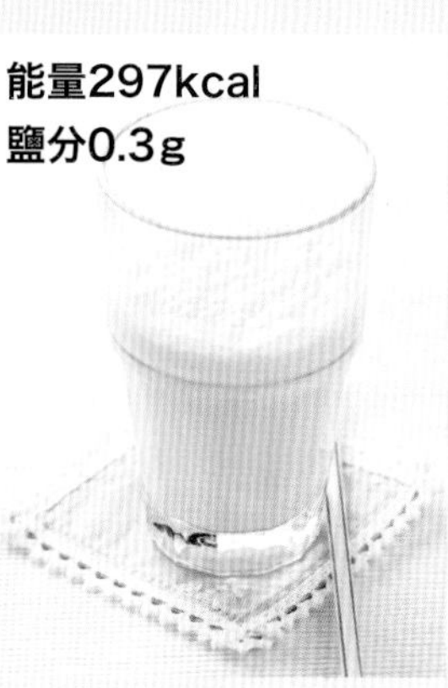

■製作方法

將所有的食材放進食物攪拌機中攪拌。

（野口律奈）

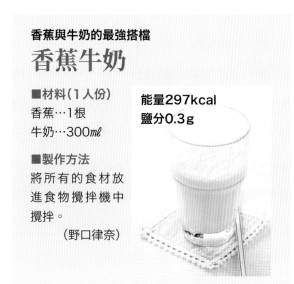

藉由牛奶的濃醇極力斷除鹽分

牛奶燉鮭魚

■材料(1人份)

鮭魚…1片(70g)
洋蔥、青椒、黃色彩椒
…各15g
杏鮑菇…20g
鴻禧菇…15g
金針菇…10g
無鹽奶油、小麥粉…各10g
牛奶…60㎖　鹽…0.3g
胡椒…少許

■製作方法

1｜將洋蔥薄切，青椒、彩椒細切。杏鮑菇薄切，鴻禧菇和金針菇剝開。
2｜將奶油放進平底鍋裡融解，依照菇類、洋蔥、青椒、彩椒的順序放人翻炒。
3｜放入小麥粉再翻炒一下，接著一點一點地加入牛奶。
4｜放入抹上鹽和胡椒的鮭魚，轉弱火燉煮。　(野口律奈)

能量269kcal
鹽分0.5g

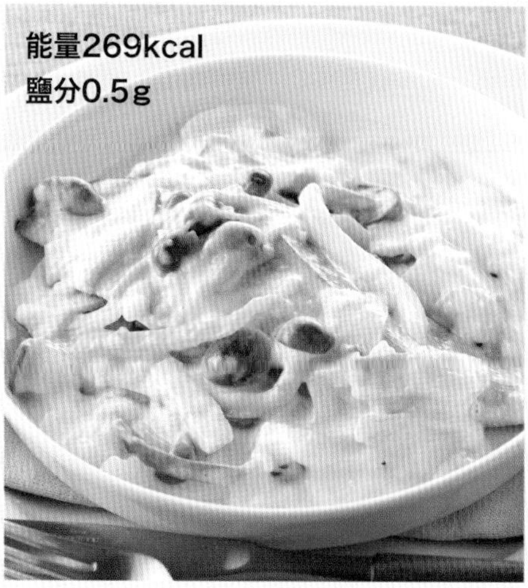

主食、主菜、副菜都在這1杯裡面

短義大利麵湯

■材料(2人份)

洋蔥…½顆
水煮蛤仔(罐裝)…½罐
奶油…10g
小麥粉…1大匙
A[水、牛奶…各200㎖
法式清湯塊…1塊
短義大利麵(貝殼麵或
紡錘麵皆可)…40g
鹽、胡椒…各少許

■製作方法

1｜將洋蔥薄切，水煮蛤仔瀝乾水氣備用。
2｜用鍋子加熱奶油，接著開始炒洋蔥，當整體變軟之後，用濾網將小麥粉篩入，再繼續翻炒。
3｜一點一點加入A，然後一邊攪拌一邊燉煮。變滑順之後，再加入法式清湯塊和蛤仔繼續燉煮。
4｜用另一個鍋子裝水煮義大利麵，然後取出放在篩網上瀝乾水氣。接著把麵條加入3，最後撒上鹽、胡椒調味。
(野口律奈)

能量241kcal
鹽分1.8g

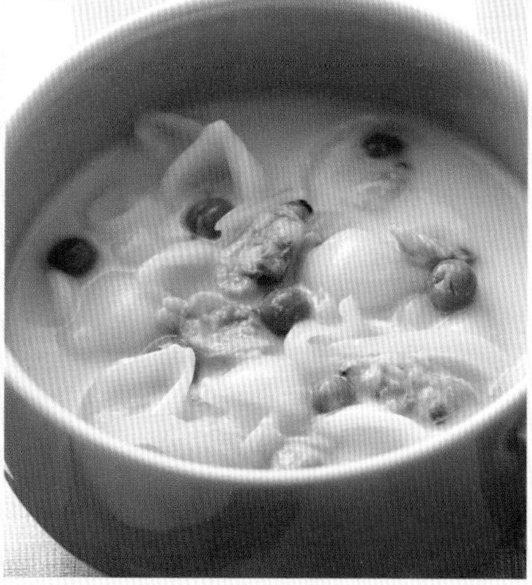

豆子溫和的甜味讓人感到放鬆

紅豆牛奶

■材料(1人份)

水煮紅豆…150g
牛奶…200㎖

■製作方法

將所有的食材放進鍋子裡，充分攪拌混合，接著開火加熱。
(野口律奈)

能量355kcal
鹽分0.2g

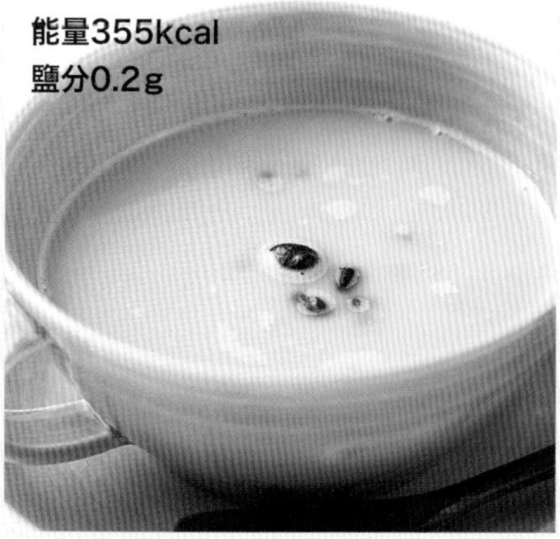

膳食纖維的量是帝王級。富含能降血壓的鉀和鈣，最適合當常常備菜的【乾瓢】

鐵質和鈣質也很多，是女性的好夥伴

提到膳食纖維很多的蔬菜就會出現牛蒡、萵苣等名字，但【乾瓢】的膳食纖維比它們更豐富。而且礦物質的種類也很多，也含有能將水分集中在腸道、讓糞便軟化的鎂。

此外，乾瓢也含有大量的鉀，這是高血壓的人絕對需要攝取的礦物質。進食的時候過度攝取鹽分，是討論血壓升高問題的時候就會被舉出來的原因之一，而鎂能夠拮抗食鹽的主成分鈉，讓它排出體外。

因此，鉀含量也很豐富的乾瓢是非常推薦高血壓族群食用的蔬菜。

還有，乾瓢裡也蘊藏了相當豐富、女性必須要積極攝取的鈣和鐵。稱它是天然的營養品也不為過。

只不過，說到乾瓢的食用方式，很多人應該都只會想到海苔捲裡面那個甜甜辣辣的配料而已吧。這種調理方法使用了較多的醬油和砂糖，並不健康。所以要在這裡介紹給大家的，就是「醋乾瓢」。

醋本身就能讓血液清澈，擁有提高胃部運作等健康效果，需要減鹽時也可活用，其殺菌作用還可用在保存方面，相當出色。因此，「醋乾瓢」可以預先做好較多的量來保存。

「醋乾瓢」味道清爽，可以使用在各式各樣的料理，還能調節營養均衡，獨特的口感更可以防止飲食過量。

（落合　敏）

醋乾瓢

指導／落合貴子

■材料（5天份）

乾瓢（乾燥）…70g

醋…250㎖

蜂蜜…40㎖

每天兩次，用餐時搭配食用1小碟的量

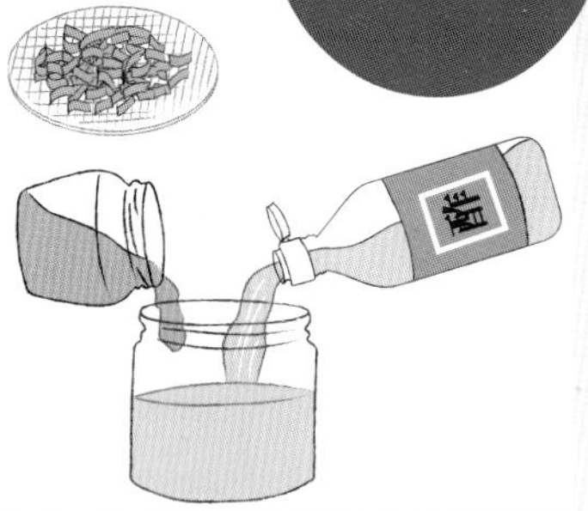

1次的量（30g）
能量33kcal
鹽分0g

■製作方法

1｜將乾瓢稍微泡一下水，接著放進調理碗裡，再撒上½小匙左右的鹽（分量外），然後像是搓揉般清洗。

2｜用水將1的鹽沖洗掉，然後浸泡在水裡5分鐘左右。

3｜用鍋子煮滾較多的熱水，接著將瀝乾水氣的2放進去，開中火煮10分鐘左右。

4｜將3撈出，擺到篩網上冷卻。水氣充分瀝乾之後，切成2㎝左右的長度。

5｜將4放進保存容器裡，將醋和蜂蜜調合的醃漬汁倒進去，接著放進冰箱冷藏保存。靜置4小時以後就完成了。

【完成】冰箱冷藏保存，請於2週內食用完畢。

※醃漬汁可以再使用一次

柴魚片

靠蔚為話題的成分「柴魚片胜肽」來穩定血壓。再用鮮味成分「肌苷酸」來提高新陳代謝

確保血管的年輕與柔軟性，預防高血壓與動脈硬化

自古以來，【柴魚片】就是日本人的飲食生活中不可或缺的保存食。藉由重複地蒸燻，營養會變得比生鮮狀態還更豐富，鮮味也增加了。

在那之中，對於高血壓的預防與改善特別有效的就是「柴魚片胜肽」。

胜肽是好幾個胺基酸分子結合的物質，柴魚片胜肽是由組胺酸和丙胺酸這兩種胺基酸構成的。它被認為擁有讓血壓下降的效果，也被用於健康食品的原料，因而蔚為話題。

因為是柴魚片本身就含有的成分，所以跟藥物不同，即使吃下大量也不會讓血壓過度下滑。還不必擔心會出現類似藥物的副作用，無論是小孩子還是高齡者都能安心攝取。

此外，胜肽具有比胺基酸更容易讓人體吸收的特性。藉由讓小腸迅速吸收，效果就能早點顯現，這也是利點所在。

其他像是柴魚片的鮮味成分「肌苷酸」的年輕化效果也不能忽略。

肌苷酸是能讓全身的細胞活性化的營養素，據說有提高免疫力、幫助新陳代謝的作用。因為是由肝臟生成的，所以其合成能力會隨著年齡增長而下滑，這時就必須仰賴外部補充。

雖然沒有直接降血壓的作用，但是它可以讓血管也藉由重複的新陳代謝而保有柔軟性。血管的健康與生活習慣病的關係密切，所以人們對它在高血壓和動脈硬化等方面的效果也抱有期待。

（野村喜重郎）

調節醬油

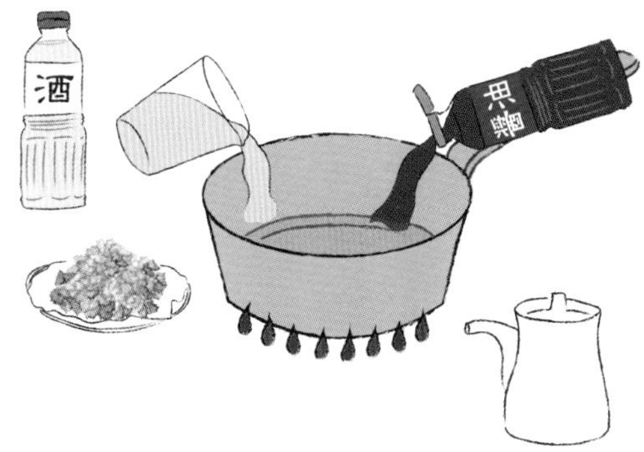

■材料(1人份)

柴魚片、醬油、料理酒…各100㎖

■製作方法

1｜開火加熱料理酒，讓酒精蒸散。

2｜將柴魚片和醬油加入1，充分攪拌混合。

3｜移轉到保存容器中，接著放進冰箱冷藏保存。

這一點很厲害！

柴魚片可以活用於形形色色的料理，還能達到減鹽的效果。如果拿柴魚片高湯來做調味的話，就能彌補因為減鹽而流失的風味問題。因為醬油的鹽分很高，只要減少量的話就會讓料理的口味改變。但如果是【調節醬油】的話，就能在不減損風味的前提下，輕鬆達成減鹽的目標。

茶

在每天飲用的【茶】之中，含有豐富的可抑制血壓上升的成分

透過茶的澀味成分「兒茶素」來抑制血壓升高

三井農林㈱食品綜合研究所所長原征彥先生為了確定【茶】的血壓上升抑制作用，展開了從茶裡面萃取出兒茶素，再餵食給「高血壓自然發病實驗鼠」的實驗。

所謂的兒茶素，就是茶的澀味成分。而前面提到的高血壓自然發病實驗鼠，則是在普通環境下飼育、擁有高血壓自然發病基因的實驗用老鼠。

這個實驗把尚未發病但擁有高血壓自然發病基因的老鼠分成兩組。一邊餵食普通的飼料、另一邊餵食添加0・5%兒茶素的飼料，進行飼育。

結果，兩組的老鼠血壓都上升了，但是餵食兒茶素的組別跟沒餵食的組別比較之後，就能發現血壓上升的抑制效果。

接著，他們把兩組的飼料交換，結果在兩週內血壓數值就顛倒過來了。這就表示如果繼續供給兒茶素的話，血壓就能持續被控制住。

那麼，為什麼茶裡面的兒茶素有辦法抑制升高的血壓呢？

占了高血壓病症大部分例子的原發性高血壓，原因還尚未明朗，但是目前已經知道這和名為腎素・血管收縮素類的物質有關。

血液中含有血管收縮素原這個物質，它和腎臟分泌的腎素這種酵素作用後就會生成血管收縮素Ⅰ。接下來，血管收縮素Ⅰ又會因為血管收縮素轉化酶（以下稱ACE）的作用而產生血管收縮素Ⅱ。血管收縮素Ⅱ有很強的血管收縮作用，它所帶來的血管收縮作用就可能引發高血壓。

人們發現茶裡面的兒茶素可以阻擋ACE的作用。只要阻止ACE的運作，血液裡面就不容易形成血管收縮素Ⅱ，血壓也因此不容易上升了。

（小國伊太郎）

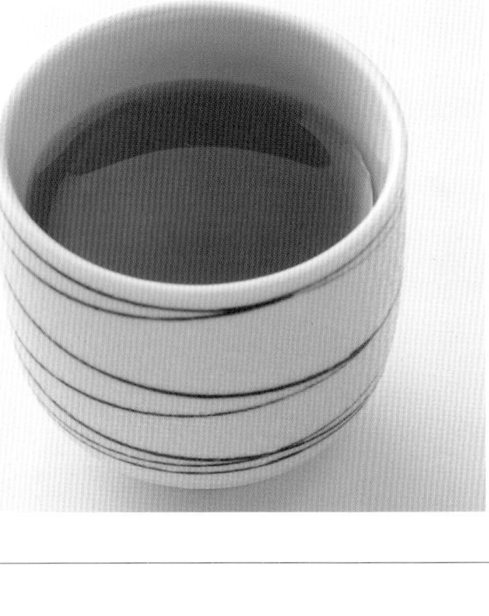

第4章

〈日常生活〉

在日常生活中不知不覺地讓血壓下降的知識與技巧

夏季

血液黏稠又碰到夏天。預防發作的訣竅就是留意冷度、脫水、運動與睡眠不足

夏天也跟冬天一樣，存在許多危險的因子

氣溫較高的夏季，基本上是比較容易控管血壓的季節，但還是有幾個要在夏天預防發作、不可不留意的重點。

①空調形成的冷度

這種情況下的血壓律動，就是白天在開著空調的室內待了較長的時間，身體被冷卻了，白天的血壓就會上升。夜晚離開公司的時間，血壓就會下降。

相對的，如果因為怕晚上睡不好而睡在開了一整晚冷氣的房間，夜間的血壓就會變高。這種人在白天的血壓就會相對較低，所以如果在白天時去醫院檢測血壓，也會測出比較低的數值，形成「假面高血壓」。所謂的假面高血壓，就是看上去的情況其實是戴上了「正常血壓」這張面具，實際的數值卻比較高的「隱性高血壓」。

如果可以調節空調溫度的話，請將溫度設定在28度，盡可能減少與室外的溫度差異。要是比較難調整的場合，請不要穿得太單薄，留心要套個外衣外套等，讓身體不要被過度冷卻，這一點相當重要。

睡覺時也請避免讓身體處於一整晚都被冷氣給冷卻的情況。如果可以的話，比起空調冷氣還請優先選擇電風扇。因為如果身體的同一個部位持續吹到風也是讓身體變冷的原因，所以請讓電風扇處於旋轉的模式。

②水分不足導致的脫水

為了不要因為陷入脫水狀態而發作，運動時請一定要隨時留意補充水分。如果太陽很大的話也不要長時間運動，請戴上帽子，然後活動一段時間就到陰涼處休息一下。

③炎熱導致的運動不足

因為太熱不想動導致的運動不足，會讓血液循環變差，成為血壓上升的原因。這個時候請選擇在室內運動。腳要盡可能抬高進行踏步，手也跟著大幅度擺動。只要做個30～50次，就有一定的運動量了。

④因為睡不好導致的睡眠不足

睡眠不足的話會打亂體內的生理時鐘，引起高血壓的問題。為了彌補夜晚睡眠的不足，情況允許的話請適度午睡。為了不要影響夜間睡眠，請控制在30分鐘左右。

（桑島　巖）

跟夏天的發作有關、必須注意的4個重點

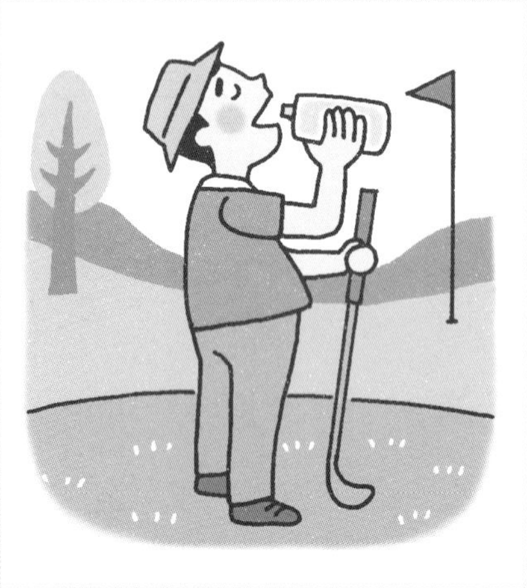

●水分不足，出現脫水症狀

夏天經常會出現發作等狀況的時機，就是高爾夫等運動的場合。流汗會讓體內水分持續流失，所以夏天請留意要經常補充水分。

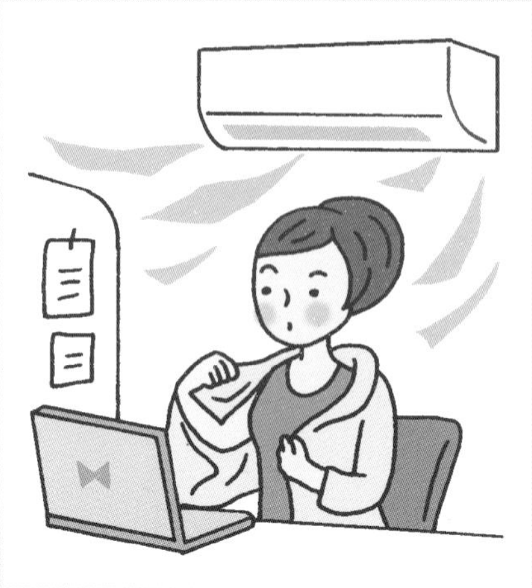

●空調讓身體過度冷卻

因為空調讓身體過冷的話，血管就會收縮，成為血壓上升的原因。因此，待在有冷氣的地方請不要穿得太單薄，可以披上一件外套保暖。

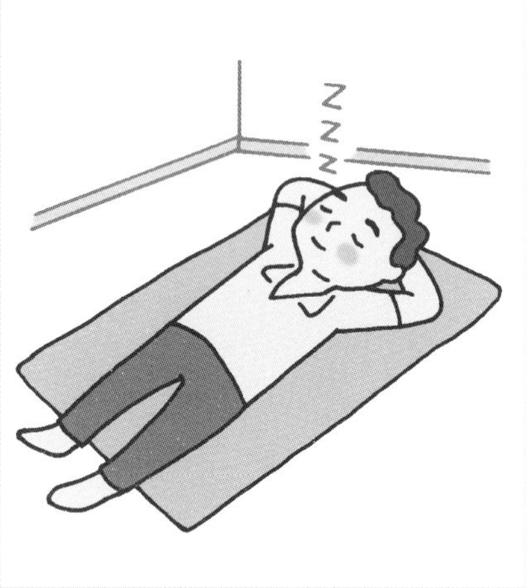

●因為睡不好導致的睡眠不足

在難以入眠的夏天夜晚裡陷入令人無奈的睡眠不足。缺乏睡眠會讓體內的生理時鐘崩壞，也會讓血壓升高。如果夜裡睡不好，請利用午睡來補充不夠的睡眠。

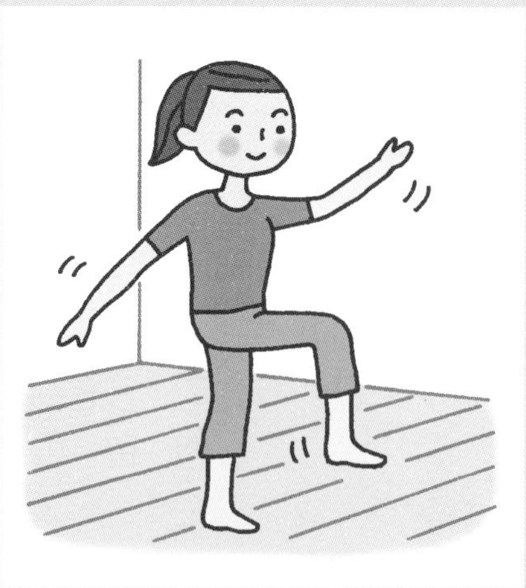

●太熱導致的運動不足

即使是有運動習慣的人，要在炎夏運動也是會令人卻步的。但是運動不足可是招來血壓上升的元凶。只要在室內邊擺動手腳邊踏步，就能緩解缺乏運動的問題。

職場

去醫院和健康檢查時都是正常值，在職場卻血壓升高的「職場高血壓」急速增加中

在醫院測量到的血壓並不是這個人的完整數值！

「假面高血壓」，就是去醫院或是健康檢查的時候測量到的血壓都是正常值，但是在其他場所卻顯示出較高數值的情況。

這樣的情況就是看上去戴著「正常血壓」的面具，但平時的數值卻截然不同的「隱性高血壓」。

以東京都廳的267名事務職員（平均年齡42歲）為對象調查血壓的時候，明明健康檢查時測到的數值很正常，但是在職場檢測卻出現高數值的職員占了23％以上。

此外，對都內的銷售公司本部的事務部門151人（平均年齡40歲）進行相同的調查，同樣在職場的量測儀器測出36％的人顯示為「高血壓」。

從這裡可以得知，有很多人在職場的時候會檢測出比在醫院時還要高的數值。因為是身處職場時讓血壓上升的情況，所以我將這種類型的高血壓命名為「職場高血壓」。

為什麼會有這麼多人出現職場高血壓的問題呢？這是因為人們在職場會被工作或人際關係衍生的緊張感和壓力給籠罩的關係，因此血壓就容易升高了。還有，去醫院做健康檢查時因為遠離了公司，所以因此覺得輕鬆也是很重要的理由。

如果是上班族，每天就有將近1/3近的時間要在公司度過，要是加班的話，時間就還要再拉長。「職場高血壓」最可怕的，就是自己以為血壓正常，然後就錯失了開始治療的契機，但這時血管的受損仍持續在惡化。心肌梗塞或腦梗塞等疾病突然發作的危險性也變高了。

想知道自己是不是職場高血壓，可以在公司放台血壓計，在上班期間檢測。比起在醫院測量到的血壓，希望大家能夠更留意待在公司時那個「原本的自己」的血壓。

（桑島　巖）

預防與改善職場高血壓的方法

●順暢地轉換心情

一面倒向工作無法消除緊張，只會累積壓力而已。假日請轉換心情、消除壓力。

●焦躁的時候就深呼吸

在職場感到焦躁的時候，就到外面去做個深呼吸。讓副交感神經處於優位，就能帶來降血壓的效果。

●不要在職場怒吼！

要是在平時就容易累積壓力的職場大吼大叫，血壓就會上升，請避免。不光是自己怒吼，也要避免成為他人怒吼的對象。

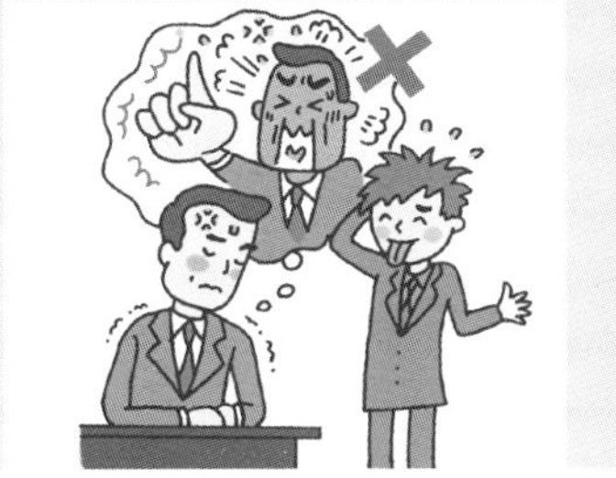

早晨

早上最危險的就是起床時的血壓急速上升。只要在棉被中深呼吸5次就能預防

睜開眼睛，要從棉被裡出來時是最危險的

睡覺的時候，我們的心跳數會因為副交感神經的運作而減少至50～60次／分左右。因此血液的流動也會減緩，血壓比一日平均值大約下降了20％。迎接早晨時，睡眠會變得比較淺，這次輪到交感神經開工，血壓開始上升，身體的各式機能也開始活潑地運作。

我們的身體在起床的時候就是下面這樣的狀態。

①讓血壓上升的荷爾蒙膽固醇從腎上腺往血液分泌

②睡覺時流汗會讓體內水分流失，所以血液黏度變高

③血小板會隨著起床開始增加活動，容易形成血栓

這樣的狀態在進入冬天之後，還要再加上一個早晨的嚴寒因素。在棉被裡被溫熱的身體，離開棉被後就突然被冷卻，血管因此收縮導致了血壓的上升。

就像這樣，早上起床時會存在許多容易引發腦梗塞和心肌梗塞的不良條件。

不要馬上爬起來，在棉被裡大大地深呼吸

為了避免起床時的風險，就要讓身體慢慢地清醒、慢慢地展開活動。最簡單的方法，就是爬起來之前先在棉被裡進行深呼吸（腹式呼吸）。深呼吸的重點，在於吐氣的時候腹部會往內縮、吸氣的時候腹部會隆起。請將手擱在肚子上試看看，馬上就能掌握到訣竅了。

每天早上都請大家在棉被裡重複做5次這種深呼吸，這麼做可以讓血壓下降10㎜Hg。請各位像這樣讓身體醒過來之後，才慢慢地坐起身來。

（藤山順豐）

早晨充滿危險 抑制急升血壓的訣竅

●在棉被裡深呼吸

睜開眼睛後請不要立刻爬起來。首先，先在棉被裡進行深呼吸。

●早上洗臉要用溫水

在寒冷季節的早上，洗臉時請務必使用溫水。如果勉強用冷水洗臉，對血壓的控管是相當危險的。

●留下飯後上廁所的餘裕

每天的腸胃蠕動最活潑的時間就是早上，請預留能悠閒上廁所的時間。如果急急忙忙的話，就會引發血壓的激烈變動。

●早餐要盡可能慢慢享用

如果慌張地喝下熱騰騰的味噌湯，血壓就會在瞬間上升。希望大家在飯後都能留段至少能看看新聞的休息時間。剛吃完就立刻動作，會妨礙消化活動的進行。

呼吸

慢慢進行的腹式呼吸，降血壓的效果要高於藥物。請養成日常習慣吧

慢慢地吸氣、吐氣，靠腹式呼吸讓血壓降下來

血壓只要慢慢地深呼吸就會降下來，但是比起深呼吸，更推薦大家以腹式呼吸來作為改善高血壓的方法。

腹式呼吸之所以能降血壓，是因為和交感神經有所關聯。其中的運作模式，是交感神經一緊張，血壓就會上升、放鬆的話就會下降。

實際上在大腦中，交感神經的中樞和執掌呼吸的呼吸中樞位置相當近，彼此會互相影響。

因此，緩慢、深度進行的腹式呼吸能紓解呼吸中樞的緊張，連帶也緩解了旁邊交感神經中樞的緊繃，其結果就是血壓因此降下來了。

降血壓效果超棒。養成早晚各5分鐘腹式呼吸的習慣

進行腹式呼吸的訣竅，就是閉上眼睛，盡可能釋放手腳的緊張感，讓身體完全放鬆，接著緩慢地深呼吸。

如果身體用力、噘起嘴吐氣、腦袋裡還一直在拚命想東想西的話，反倒會讓血壓因此升高。

另外，偶爾還是會出現很難藉由深呼吸來調降血壓的類型。

如果高血壓的問題已經持續很長一段時間了，就推薦去做效果更好的5分鐘腹式呼吸。

這是仰躺著臉朝天，在5分鐘內運用腹部慢慢深呼吸的方式。早上起床要爬起來之前，或是晚上睡覺之前，請養成在床鋪上進行的習慣，這樣便能發揮改善高血壓的效果。

（渡邊尚彥）

【5分鐘腹式呼吸】的做法

Point 慢慢地重複5分鐘

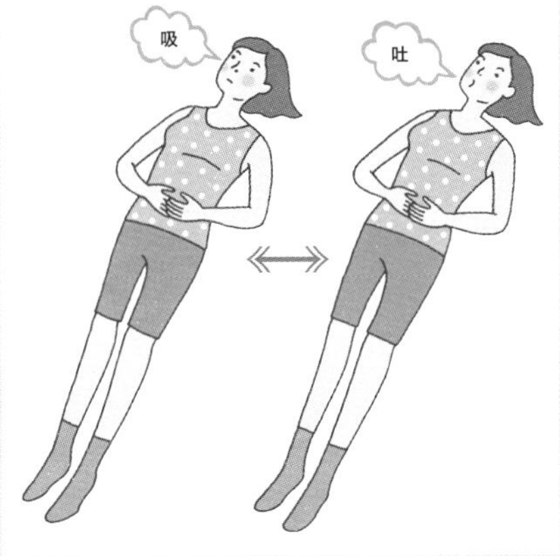

1｜仰躺著臉朝天，放盡全身的力氣，將雙手擱在腹部，就像是要感受氣息的進出那樣。

2｜慢慢地吸氣，腹部也隨之隆起。這個時候，在心裡面默數「1、2、3、4」，在數到4之前邊數邊進行吸氣。

3｜接著，吐氣的同時，腹部也跟著往內縮。這個時候同時在心裡一邊數「1、2、3、4」一邊慢慢進行。就這樣緩慢地重複做5分鐘。

入浴

對血壓高的人而言，冬天洗澡是充滿危險的。為了避免洗澡時的意外，要學習安全的入浴訣竅

急遽的血壓變動 會成為腦梗塞和心肌梗塞的原因

洗澡時，泡入熱水之後血壓就會暫時上升，但持續泡在熱水裡面，血管會因為熱水水溫的刺激而擴張，血壓就會降下來了。這一點不管是血壓正常的人，還是高血壓的人都是一樣的。但是平時血壓就高的人，血壓下降的時候幅度也會更大、更激烈，這就會成為引發腦梗塞或心肌梗塞的要因。

只不過，只要注意幾個要點，就不必對洗澡抱持不必要的不安。

❶讓更衣空間溫暖點

特別是嚴寒時期，一旦在氣溫較低的更衣空間脫去全身衣物，寒冷的刺激立刻就會讓血壓上升。然後泡入熱水時血壓又會再一次升高，浸泡在熱水的過程中又讓血壓下降，會出現非常大的落差，這就容易引起腦貧血的問題。這種狀態是非常危險的，因為失去意識而在浴缸裡溺水的人並不在少數。

為了避免這種血壓變動所造成的發病危險，請事先讓更衣空間等地方溫暖一點。

❷浴室空間一定要夠溫暖

浴室太冷的話，就會招來跟說明①之中相同的危險。高血壓的人，請不要忘記要讓浴室空間溫暖一點。

請試著用以下的方式去加溫浴室。

①在浴缸裡放熱水的時候，請打開浴缸蓋板，讓蒸汽充斥空間

②加熱浴缸水的時候需要花上一點時間，這時也不要蓋上浴缸蓋板

③浴缸裡已經累積相當程度的熱水時，最後階段請花幾分鐘用蓮蓬頭將溫水加入浴缸中（蓮蓬頭溫水激起的蒸汽會溫暖浴室）。

❸40度左右的熱水泡到胸口以上的高度

熱水的溫度越高，血壓的變動就會越大。理想的情況是40度左右的熱水，泡到胸口以上的高度。還有，每次不要泡超過5分鐘。

❹用餐後和喝完酒的2小時內不要入浴

用餐後的2小時內請避免入浴洗澡。吃東西會讓流往腸管膜動脈的血液增加，全身的血壓都會降低。也請不要喝完酒就直接去洗澡。酒精作用和洗澡時的血壓下降作用重疊是非常危險的。吃了降血壓藥後馬上去洗澡也是相同的道理，請務必避免。

❺入浴時家人也要多加留意

自己注意的同時，家人也有適時留意的必要性。如果是有血壓問題的人入浴洗澡，家人請不要忘了時時喊聲關心一下情況。

（桑島　巖）

廁所

排便或排尿都會成為血壓上升的原因。緩解便秘和不要忍耐是很重要的

上廁所不要屏息使勁對預防便秘至關重要

高血壓的人腦中風發作的常見場所就是廁所。這是因為排便時血壓急遽上升所導致的。

排便的時候屏息使勁，血壓會暫時迅速下降，心跳數增加。當屏息結束後，心跳數又減少，血壓則是急速升高。

想避免這種排便時血壓急速升高的問題，就要預防便秘，讓糞便維持適度的硬度。以下就列出預防便秘的幾個重點。

●早上先喝1杯水

確實補給水分對於預防便秘來說是一件要事。特別是早上起床的時候，請記得先喝杯水。這不但能刺激腸道，促進排便順暢，還具有讓睡覺時濃縮的黏稠血液變得清澈的功用。

●攝取膳食纖維較多的食物

請記得要多攝取膳食纖維比較多的食物。

膳食纖維分為容易溶於水的水溶性膳食纖維，以及不容易溶於水的不溶性膳食纖維。水溶性膳食纖維擁有促進排泄鈉這個高血壓原因的作用，能發揮抑制血壓上升的效果。不溶性膳食纖維對於通便大有益處，扮演穩定血壓的角色。

富含膳食纖維的食品
基準值中含有的膳食纖維量

	食品名稱	基準值＊	總量	水溶性膳食纖維	不溶性膳食纖維
綠色黃色蔬菜	南瓜	100g（1/10顆）	3.5g	0.9g	2.6g
	花椰菜	60g（1/2株）	2.6g	0.4g	2.2g
	菠菜	70g（1/4束）	2.0g	0.5g	1.5g
	小松菜	80g（2株）	1.5g	0.3g	1.2g
	秋葵	30g（3條）	1.5g	0.4g	1.1g
	豌豆莢	60g（7條）	1.5g	0.2g	1.3g
	韭菜	50g（1/2束）	1.4g	0.3g	1.1g
	紅蘿蔔	50g（中型1/4條）	1.5g	0.4g	1.1g
淡色蔬菜	竹筍（水煮）	80g（1/4個）	2.6g	0.3g	2.3g
	牛蒡	40g（金平1人份）	2.3g	0.9g	1.4g
	蘿蔔乾絲（乾燥）	10g（煮物1人份）	2.1g	0.5g	1.6g
	茄子	70g（1個）	1.5g	0.2g	1.3g
	白菜	100g（大型1片）	1.3g	0.3g	1.0g
	蓮藕	50g（1/3節）	1.0g	0.1g	0.9g
	高麗菜	60g（1片）	1.0g	0.2g	0.8g
	洋蔥	50g（1/4顆）	0.8g	0.3g	0.5g
薯・芋類	芋頭	85g（小3顆）	2.0g	0.7g	1.3g
	山藥	60g（山藥泥1人份）	1.5g	0.4g	1.1g
	白瀧	50g（1/4袋）	1.5g	0g	1.5g
	番薯	60g（中1/3條）	1.6g	0.5g	1.1g
	蒟蒻	50g（1/4塊）	1.2g	0.1g	1.1g
菇類	金針菇	50g（1/2袋）	2.0g	0.2g	1.8g
	鴻禧菇	50g（1/2袋）	1.0g	0.2g	0.8g
	杏鮑菇	40g（1支）	1.4g	0.1g	1.3g
	舞菇	50g（1/2袋）	1.8g	0.2g	1.6g
	生香菇	30g（2朵）	1.2g	0.1g	1.1g
海藻	乾燥鹿尾菜	6g（1大匙）	2.6g		
	和布蕪	40g（醋物1人份）	1.4g		
	乾燥裙帶菜（還原）	20g（醋物1人份）	1.2g		
豆類	碗豆（水煮）	50g（1/4袋）	6.7g	0.8g	5.9g
	紅豆（乾燥）	30g（2 1/2大匙）	5.4g	0.4g	5.0g
	鷹嘴豆	30g（2大匙）	4.9g	0.4g	4.5g
	納豆	50g（小型1包）	3.4g	1.2g	2.2g
	毛豆（鹽水煮，淨重）	25g（約15個豆莢）	1.1g	0.1g	1.0g

＊基準值為成人每人每餐（1次）攝取的推估平均量。節錄自文部科學省「日本食品標準成分表 2015 年版（七版）」

如果忍尿的話血壓也會跟著上升

若是有了便意或尿意就不要長時間忍耐，這也是避免血壓上升的要點。特別是排尿，如果忍過頭了就會帶來更高的風險。越是忍耐，血壓就有升高的傾向。

另外，如果忍耐後才去排尿，就有可能因為突然的血壓下降，發生失去意識的排尿性昏厥問題，這種狀況會發生在男性的身上。

（渡邊尚彥）

冬季

冬天會因為一時的寒冷刺激讓血壓急速上升。半夜上廁所要注重保暖，外出時要戴上圍巾和手套

寒冷時期最危險的就是突如其來的溫度差異

冬天最容易讓血壓上升的原因，就是來自寒冷的刺激。當皮膚感受到寒冷的感覺時，人體為了防止體溫的散失，交感神經便開始活潑地運作，接近皮膚表面的末梢血管就開始收縮。接著，血管的內部抵抗就會變大，導致血壓的上升。

其中高血壓的患者特別要留心的就是溫度差異。從溫暖的室內突然來到寒冷的屋外，因為寒暖的差異性太大的關係，血壓就會急速地升高。進入冬天以後，高血壓的人最容易受溫度差異影響而引發腦梗塞的地點，就是廁所跟浴室。這裡要告訴各位的，就是就寢後在半夜起來上廁所時需要注意的幾個要點。

因為容易發作，請讓半夜的廁所溫暖一些

睜開眼睛、要從棉被裡出來的時候，多多少少都會感受到溫度的差異，這時請套上一件衣服或外套，圍上圍巾，穿上拖鞋，讓身體不要變冷吧。

接著是廁所，廁所一般沒有暖氣，和其他的房間相比溫度是比較低的。前往處於這種環境條件的廁所，為了上廁所還必須讓下半身暴露在冷空氣之中，就會使得原本在被窩裡被溫熱的身體因為冷空氣而導致血壓急遽升高。

所以冬天的廁所要盡可能讓它更加溫暖才行。建議大家可以設置簡單的暖氣設施，或是裝設可溫熱坐墊部分的免治馬桶。

保護頸部，抑制血壓的上升

另一個重點，就是要介紹寒冬中避免血壓升高的穿衣技巧。

首先是洋蔥式穿法。比起單穿1件厚衣服，多穿幾件較薄的衣服所帶來的保溫效果會比較高。

再來是外出時要使用圍巾和手套來禦寒。

人體有一處對於溫度變化非常敏感的部位，那就是頸部。頸部的保溫對於預防血壓升高是有效的。其中能派上用場的就是圍巾，穿上高領毛衣也是很不錯的選擇。

此外，只要雙手感到寒冷，血壓就會上升，所以也請不要忘記手套。

只不過，如果搭乘暖氣較強的電車或巴士而開始出汗的時候，請脫下圍巾和手套。一旦接下來去到戶外，汗水被蒸發了，體溫會因此下降，血壓又會一口氣竄上來。

第5章

〈運動、穴道、按摩〉

能夠輕鬆降血壓的簡單運動以及穴道、按摩的知識與技巧

高血壓的人在【健走】的時候，速度請維持在還能笑著談話的程度

走路時血液循環會變好，讓血壓降下來

想要讓血壓降低，有個關鍵就是讓血液循環狀況變好。因此，【健走】，也就是走路運動就擁有絕佳的效果。

走路是很棒的全身運動。藉由步行，可以讓心肺機能活潑化，促使血液循環變好，達到降血壓的效果。

還有，目前已經了解靠走路就能減少促使血壓上升的某種荷爾蒙分泌，並增加擁有降血壓效能的牛磺酸這種成分。

實際上，在持續進行健走和飲食療法治療的患者之中，1個月後收縮壓降了20～40㎜Hg、舒張壓降了20～25㎜Hg的人大有人在。

除此之外，還有中性脂肪300㎎／dℓ以上的人下降到120㎎／dℓ的例子。

想要消除高血壓，最有效的就是夜間的走路運動

高血壓的人剛開始健走運動時要注意的，就是不要突然用上很快的速度。

這是因為劇烈的健走會讓血壓上升。一開始請先慢慢走，等到身體習慣了以後，再逐漸增加速度。

請用還有餘裕跟同行者聊天的速度行走，能稍微流點汗的運動量會是比較適宜的程度。

每週4～5次、每次30分鐘以上是最理想的。如果每週只能3次，但每次走滿1個小時也會有同樣的效果。

雖然無論什麼時候去走都是有效果的，但更推薦大家的時間是入夜以後，在就寢之前去走。因為成長荷爾蒙的分泌會活潑化，代謝因此提高，血壓也就更容易降下來。

如果流汗了也別忘了補給水分，這點很重要。如果放任自己汗如雨下，血液就會變濃，導致血液循環變差。

每15到20分鐘，喉嚨渴了就稍微補充一點水分（100〜200㎖）。

只要能抑制體溫的上升，疲憊感也會因此緩解。

（平石貴久）

【健走】的方法

Point
- ●建議每週4〜5次、走30分鐘以上
- ●夜晚、就寢前特別有效

一開始請慢慢走。如果勉強自己走得快只會招來反效果。能夠帶著笑容和同行者談天的速度最為恰當。每週4〜5次、走30分鐘以上，或者是每週3次、每次走滿1個小時，就能收到相同的效果。

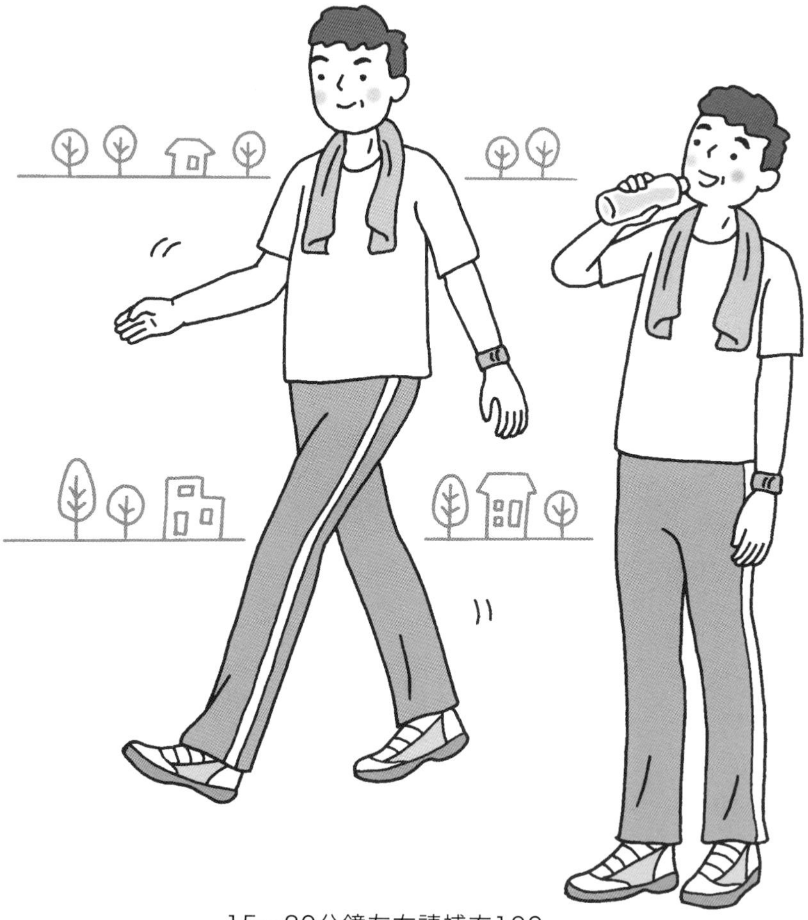

15〜20分鐘左右請補充100〜200㎖的水分，讓血液循環變好，疲勞感自然就少。

易冷易疲倦的陰性體質高血壓，讓血液集中在下半身的【蹲站伸展操】特別有效

陰性體質的人下半身容易冰冷

漢方醫學會對患者的體質進行分類，然後因應治療。體質大致上可分為陰和陽兩種大類。陰的體質，也就是陰性體質的人身上會診斷出高血壓。

一般來說，診察陰性體質者的腹部，就會發現肚臍以下是冰冷的，但肚臍以上是溫熱的。這是因為原本應該位於肚臍以下的「血」和「熱」集中在上半身的緣故。因此，會引發心悸、頭痛、目眩、耳鳴等症狀。

高血壓又手腳冰冷的人，很多都有這些症狀，可說是屬於陰性體質的高血壓。

普通的高血壓撇開睡覺的時間，就屬起床的時候血壓最低，從白天到傍晚則是會上升。此外，如果運動的話，心跳數會上升、血壓當然也就升高了。

然而，陰性體質的高血壓反倒在起床和早晨的時候血壓最高，白天到傍晚的時間有下降的傾向。即使運動，之後也可能大幅降下來回到正常值。

陰性體質的人之所以在早晨的時候血壓較高，是因為他們原本就是下半身比較容易變冷的類型，然後再加上處在一天中體溫最低，且最冷的部位同樣也是下半身的起床時間，血液都集中到身體的上半身了。

因此，陰性體質高血壓的人可以在運動下半身之後讓血液集中在雙腳，促使血壓下降。

所以這裡想推薦給大家的下半身運動是【蹲站伸展操】。對於容易因為長時間的散步或運動感到疲倦的人來說，這是最適合的運動。

（石原結實）

【蹲站伸展操】的做法

Point
- **以持續10～20次為1組，每天做個幾組**
- **腰痛的人可以減少每組做的次數**

1｜雙腳打開與肩同寬，雙手背在後腦杓。
2｜以這個姿勢一邊吸氣、一邊彎下膝蓋和腳，讓腰部下沉，在快要呈現蹲坐姿勢之前停住，然後一邊吐氣、一邊慢慢地站起來。像這樣重複做10～20次為1組，每天做個幾組。

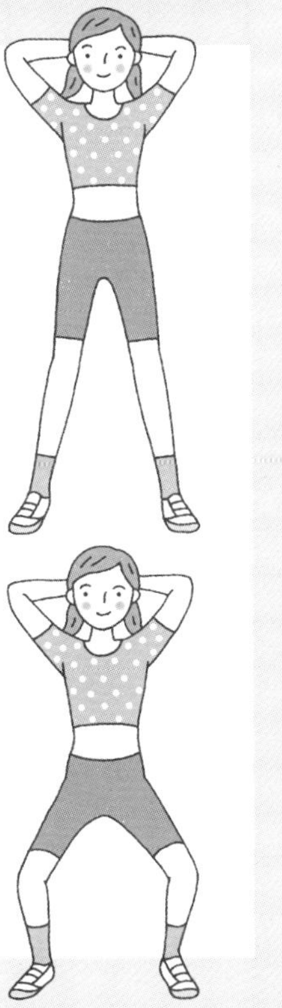

強化連結上半身與下半身的肌肉（大腰肌），靠【大腰肌體操】來提升預防高血壓的健康效果

【大腰肌體操】的基本做法

■抬膝體操

Point 雙腳各5秒，做3組

坐在椅子上，身體微微前傾，雙手往單邊的膝蓋下壓，而膝蓋則是要像是在對抗這股力量般往上抬

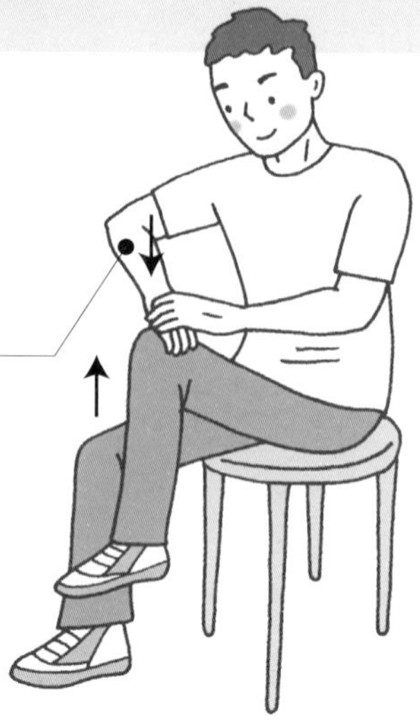

■膝蓋伸展動作

Point 單腳各做10次，雙腳共計20次，每天做10組

坐在椅子上，膝蓋呈現直角，雙腳微微打開。膝蓋盡可能往前抬起伸直，然後維持5秒。放下來的時候速度請慢一點

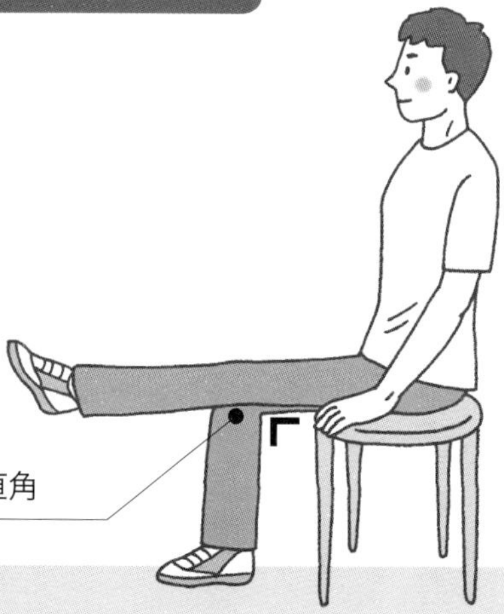

強化大腰肌就是健康的祕訣

大腰肌就是連結脊椎和大腿骨，和髂肌一起連向骨盆之中的肌肉。因為它完全位於人體內側（通稱深層肌肉），所以當然不可能直接觸碰到。

大腰肌的用途大致上可以分為3種。

①支撐脊椎

②穩定骨盆，讓脊椎可以呈現自然的S形彎曲（這樣可以減輕脊椎的負擔）

③將大腿拉抬起來（步行的初始動作）

如果大腰肌衰退的話，大腿就無法順暢地抬起，變成像是拖著腳行走的走路方式。

所以，即便只是稍微有點高低差，都很容易會不小心摔倒。此外，姿勢也會慢慢變差。因為骨盆向後傾的關係，為了維持平衡，胸椎無論如何都必須往前傾，形成駝背的姿勢。其他還有步幅變窄使得走路速度變慢等毛病。

因此，大腰肌的衰退，等於伴隨著肉眼可見的運動能力喪失。但只要反過來鍛鍊它的話，就有可能恢復年輕。

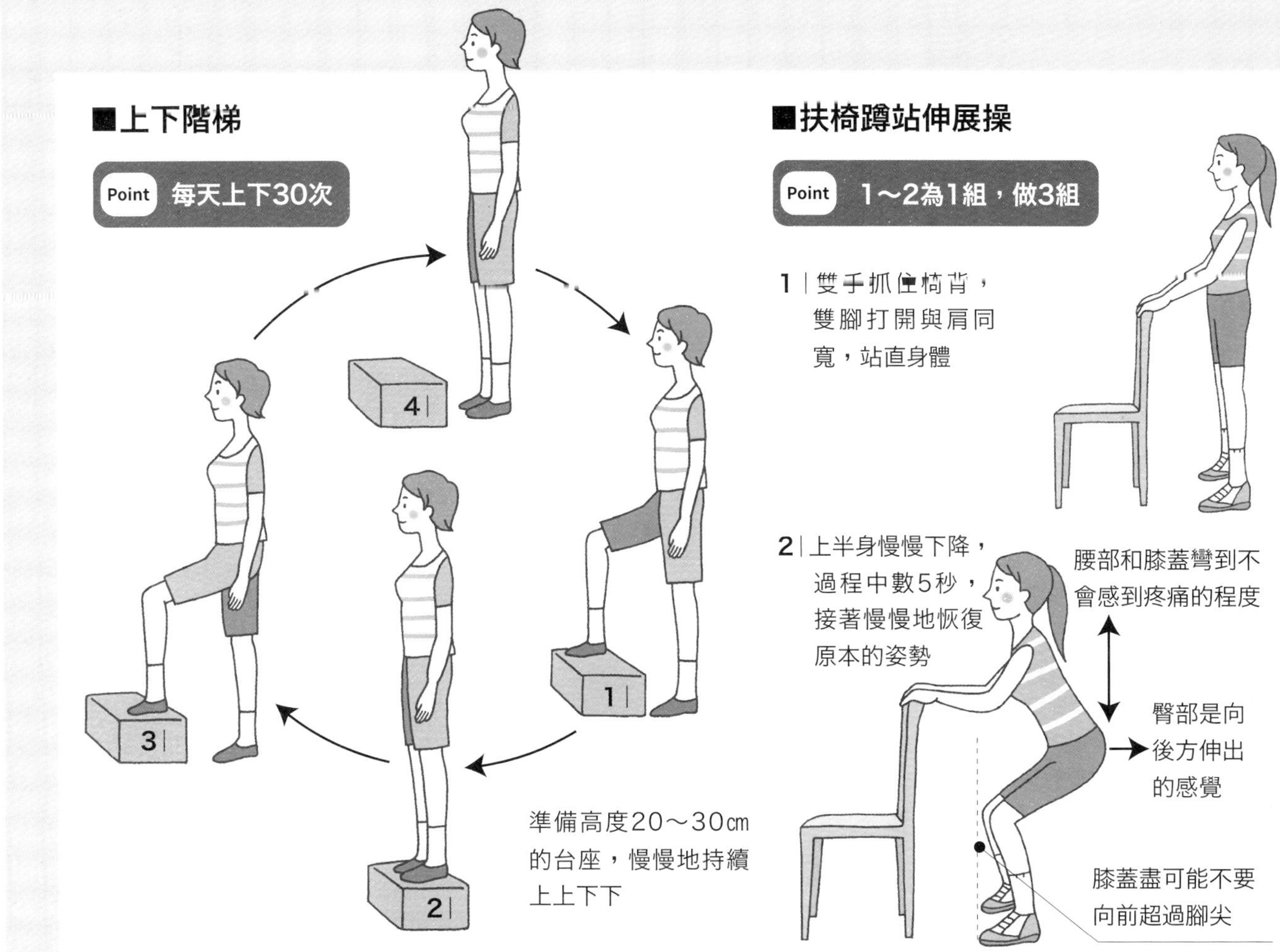
■上下階梯
Point 每天上下30次
4
1
3
2
準備高度20～30㎝的台座，慢慢地持續上上下下
■扶椅蹲站伸展操
Point 1～2為1組，做3組
1｜雙手抓住椅背，雙腳打開與肩同寬，站直身體
2｜上半身慢慢下降，過程中數5秒，接著慢慢地恢復原本的姿勢
腰部和膝蓋彎到不會感到疼痛的程度
臀部是向後方伸出的感覺
膝蓋盡可能不要向前超過腳尖

只要進行我構思的【大腰肌體操】，就能強化大腰肌，動脈的柔軟性也能在開始運動後的6個月後接近倍增。另外，也有例子顯示收縮壓也從開始做體操之前的130㎜Hg，變成開始做體操半年後的120㎜Hg，前後掉了10㎜Hg。

就像這樣，大腰肌越是鍛鍊就會更壯更強大，無論是運動方面還是內臟運作方面都能帶來很好的效果。得以對於腰痛、肩膀僵硬、膝蓋痛、骨質疏鬆症、摔倒導致的骨折、肥胖、手腳冰冷、高血壓、低血壓等不適症狀的預防和改善發揮效果。

只不過，只要一旦停止就可能舊態復萌。請各位盡可能持之以恆做下去吧。

（石津政雄）

【大腰肌體操】應用篇

已經習慣【基本篇】的人、想要追求更高效果的人，請一定要嘗試看看應用篇喔

■躺臥毛巾前推

Point 雙腳各5秒，做3組

單腳腳底踩著毛巾，雙手握著毛巾往自己這邊拉，腳則是要往前伸出

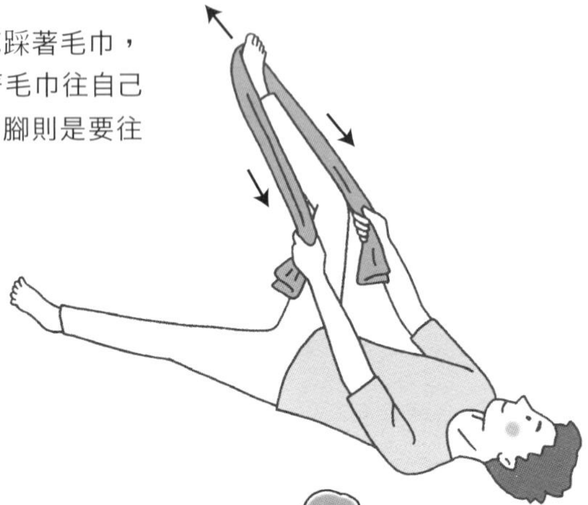

■毛巾捲膝蓋體操

Point 1次5秒，做3組

握住毛巾兩端的雙手固定放在雙腿上，膝蓋像是要對抗這股力量般往外側打開

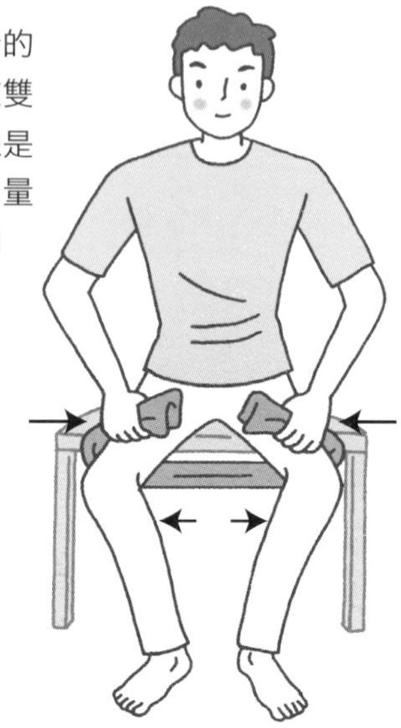

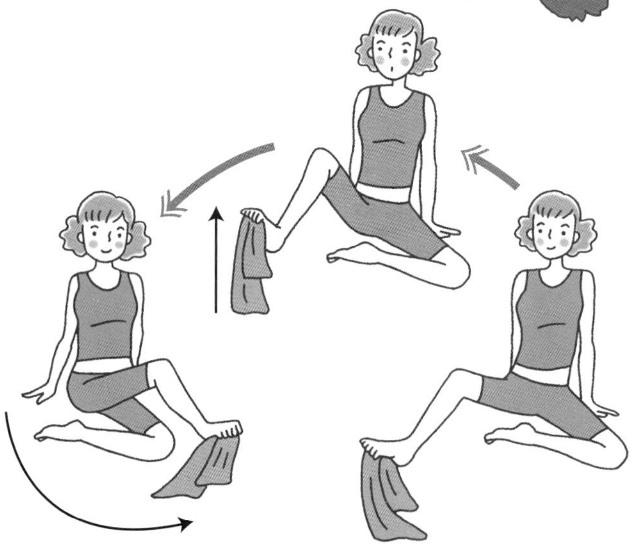

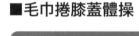

■腳趾捏毛巾體操

Point 雙腳來回5次

用腳趾捏起毛巾後抬起，然後從外側往內側運、再從內側往外側運

安全進行【大腰肌體操】、效果也能提高的7個要點

1｜心律不整或高血壓的場合，請徵詢醫師的許可
2｜不要屏息使勁，請一邊呼吸吐氣一邊進行
3｜每項運動之間請保留能充分休息與安靜的時間
4｜建議每週進行2次
5｜做的次數不要超過教學訂立的次數
6｜感到肌肉或關節疼痛的時候請立刻停止
7｜運動前後請一定要補充水或運動飲料

光是刺激手指尖，高血壓、腰痛、失眠、更年期障礙都能緩解的【指尖按揉】

正因為是指尖，才是擊退疾病的關鍵場所

在東洋醫學觀念中，健康的時候，經絡（生命能量的通道）的流動是順暢的；因為生病而出現不適症狀的時候，經絡的流動是窒礙受阻的。

人們認為人體內存在12條經絡，其中的一半、也就是有6條經絡的起始點就位於手指的指尖處。

也就是說，只要揉捏刺激手指指尖，就能簡單地讓經絡的流動變好，改善不舒服的狀況。

因此，我們真的可以說指尖正是擊退疾病最關鍵的場所。

此外，井穴這個重要的穴道也位於手指的指尖。井穴是位於手指指甲根部的穴道，就像是從井里汲水一樣，是汲取氣（生命能量）的場所。

這個井穴是穴道起始的場所，刺激這個部分就能牽動全身的氣，消除造成不適症狀成因的滯留問題，擁有非常出色的效果。

【指尖按揉】不但簡單，還是能有效率地擊敗不舒服症狀的最棒健康法。請選擇按揉的部分，瞄準疾病一舉打倒它吧。

（高野耕造）

【指尖按揉】的做法

Point

- **按揉部位／雙手。中指指甲的兩側（B點）**
- **按揉方式／用另一隻手揉捏。或是按下去後放開。只要力道別過猛就沒問題**
- **次數、時間／5秒×2次**

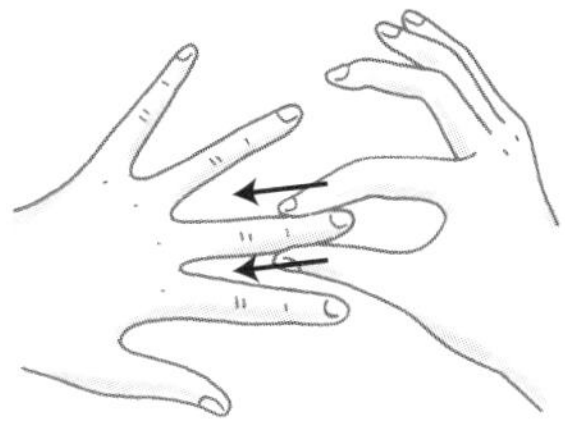

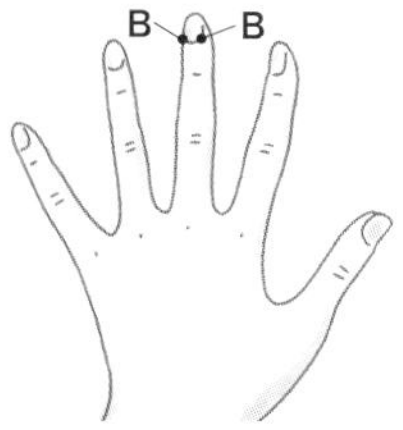

更有效果！
不只是刺激B點，也可在中指的正面和背面從上端往下端摩擦。會更加有效。

高血壓就是血管處於抵抗性很高的狀態。想要改善這種狀態，刺激B點是有效的。而且還可以從中指的指尖往根部摩擦，可以帶來調整全身血流狀況的效果。

關於「低血壓」
想要讓低血壓恢復成正常血壓，刺激兩隻手5根手指的指尖會很有效。將雙手的指間互碰，然後盡可能使勁地推。覺得早起很痛苦的人，請在起床後立刻花個5秒進行。肯定會讓你感到神清氣爽。

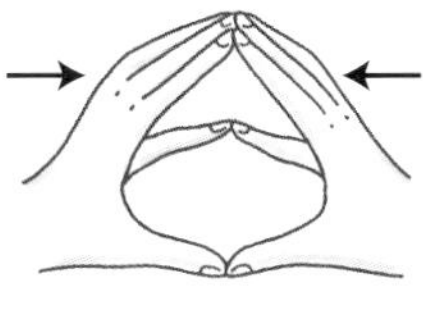

予以指導的專家先進們

新　啓一郎	藤間醫院循環器科部長、醫學博士
忍田聰子	管理營養師
秋山里美	管理營養師
河村幸雄	京都女子大學教授、京都女子大學家政學部 食物營養學科食品生化學研究室
岩崎啓子	管理營養師
吉岡英尋	「なすび亭」店主
金丸繪里加	管理營養師、料理家
落合　敏	營養學博士
檢見崎聰美	管理營養師、料理研究家
板倉弘重	醫療法人社團IHL理事長、 品川イーストワンメディカルクリニック、醫學博士
中村丁次	神奈川縣立保健福祉大學校長
家森幸男	武庫川女子大學國際健康開發研究所所長、 京都大學名譽教授、醫學博士
野口律奈	帝京平城大學健康醫療學部准教授
田中敬一	獨立行政法人 農業·食品產業技術綜合研究機構 果樹研究所專員
須見洋行	倉敷藝術科學大學名譽教授、醫學博士
仲野隆久	農學博士、理研ビタミン（株）事業戰略推進部長
堀　知佐子	管理營養師、「ル·リール」店主
松井利郎	九州大學農學研究院教授
奧田拓道	愛媛大學名譽教授、醫學博士
牛尾理惠	管理營養師
落合貴子	餐點搭配師、營養師
野村喜重郎	野村消化內科院長
小國伊太郎	靜岡縣立大學名譽教授、 靜岡理工科大學綜合技術研究所客座教授
桑島　巖	東京都健康長壽醫療中心顧問
藤山順豐	藤山內科診所院長
渡邊尚彥	前東京女子醫科大學東醫療中心內科教授、 醫學博士、愛知醫科大學醫院睡眠科客座教授、 日本齒科大學醫院內科臨床教授、 早稻田大學運動科學學術院教授
平石貴久	平石診所院長
石原結實	石原診所院長、醫學博士
石津政雄	前總務大臣政務官、眾議院前議員
高野耕造	中醫師、東京醫療專門學校講師

TITLE

改善高血壓問題 靠自己

STAFF

出版　三悅文化圖書事業有限公司
編著　主婦之友社
譯者　徐承義

創辦人 / 董事長　駱東墻
CEO / 行銷　陳冠偉
總編輯　郭湘齡
文字編輯　張聿雯　徐承義
美術編輯　謝彥如
校對編輯　于忠勤
國際版權　駱念德　張聿雯

排版　曾兆珩
製版　印研科技有限公司
印刷　桂林彩色印刷股份有限公司

法律顧問　立勤國際法律事務所　黃沛聲律師
戶名　瑞昇文化事業股份有限公司
劃撥帳號　19598343
地址　新北市中和區景平路464巷2弄1-4號
電話　(02)2945-3191
傳真　(02)2945-3190
網址　www.rising-books.com.tw
Mail　deepblue@rising-books.com.tw

初版日期　2024年3月
定價　250元

ORIGINAL JAPANESE EDITION STAFF

装丁デザイン／永井秀之
本文デザイン／高橋秀哉、高橋芳枝
本文イラスト／三浦晃子、高橋枝里
編集協力／日下部和恵
栄養計算／カロリー計算・栄養価計算センター
校正／内藤久美子
編集担当／長岡春夫（主婦の友社）

國家圖書館出版品預行編目資料

改善高血壓問題 靠自己 / 主婦之友社作 ; 徐承義譯. -- 初版. -- 新北市 : 三悅文化圖書事業有限公司, 2024.03
80面 ;　21x28.5公分
譯自 : 血圧を自力で下げる本
ISBN 978-626-97058-7-0(平裝)

1.CST: 高血壓 2.CST: 健康法 3.CST: 保健常識
415.382　113001612